浜松医科大学名誉教授

高田明和

Akikazu Takada

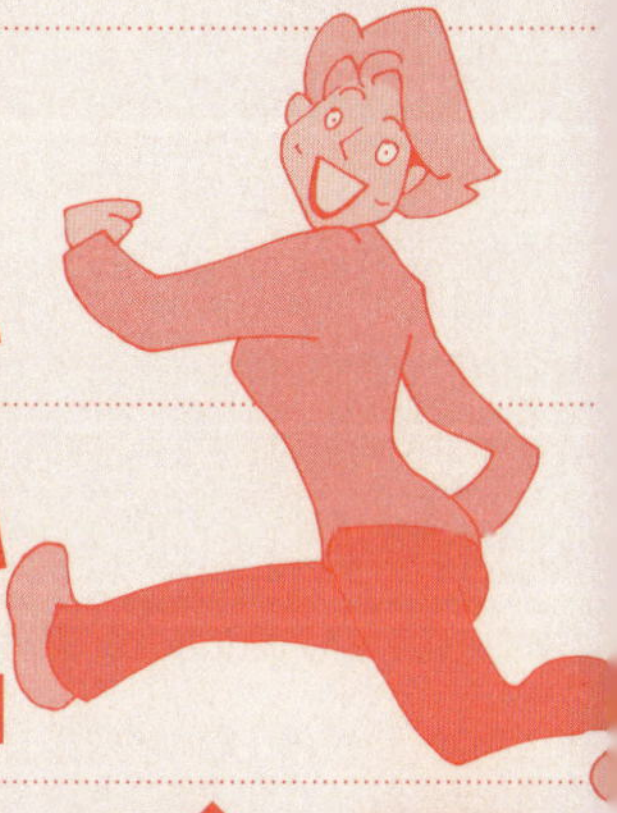

病気にならない
血液と脳をつくる

人のからだは
心が喜んだ分だけ元気になる

日本教文社

プロローグ

日本人の健康はだいじょうぶ?

●日本人はだいじょうぶ?

最近、テレビやラジオでは「健康番組」の花盛りです。かくいう私も、あちこちの番組に引っぱり出されて、あれこれと健康に役立つ話をさせていただいています。

「高田先生は、今や健康番組の顔ですから」

などとあおられれば、だれしもいやな気はしないものです。しかし、そんな当事者の私でさえ、最近の健康ブームを見るにつけ、ちょっと過剰な気がしないでもありませんが、ともあれ日本は、いや日本人はだいじょうぶなのでしょうか。

思い起こせば、一九九〇年代に入って、日本ではバブルが崩壊しました。以来、不景気が続いています。日本の経済力は、十年以上も落ち込んでいるのです。

それまで、絶対につぶれることはないと思われていた拓銀や長銀、山一証券のような大手の銀行や証券会社が、相次いで倒産しました。これらの余波は、いまだに続いていると考えた方がよいでしょう。

不況は、しだいに人の心まで変えて行きました。倒産か、解雇か、という決断を強いられた経営陣の多くは、それまでモットーにしていた「人こそ財産だ」という考えを撤回して、大規模なリストラを断行していったのです。ほんとうに手だてはリストラしかないのでしょうか？

しかしこれほどリストラ旋風が吹き荒れても、多くの企業は、やはり業績を上げられずに、倒産へと追い込まれていきました。こうして、また多くの失業者がでました。

大企業で活躍しているエリート社員でさえ、もはや安穏《あんのん》としてはいられない時代になってきました。エリートさえ解雇される時代なのです。しかも三十五歳を過ぎていれば、他への再就職が非常に困難です。

知識と経験がそなわっていて、指導力も統率力もあるはずの、働きざかりの中堅社員（エリート）が、いまやリストラの危機におびえているのです。

また中高年のサラリーマンに、追い打ちをかけるように押し寄せてきたのが、ＩＴの波です。それまでコンピュータなどいじったこともない人が、やむをえずキーボードをパタパタたたくだけでなく、商品の在庫数やマーケティングの情報などを、エクセルなどを駆使して、自分で管理する必要にせまられているのです。

一念発起して教室に通い、パソコンのイロハを勉強してはみますが、なかなか覚えられずに若い女の子にもバカにされる始末。今日教わったことが、明日にはもう忘れているというような状況です。

ましてパソコンがクラッシュしたり、故障したりすると、どうしてよいのかわかりません。これらのことは、彼らがこれまで蓄積してきた知識や経験が、全く役に立たない時代になったことを示しています。この結果、中高年に対する世間の目が厳しくなり、もう中高年の人は、新しい仕事に対応できない、したがって再就職などムリだという意見が一般的なものとなりました。

中高年のサラリーマンにとっては、受難の時代といえます。

●「痛みにたえる力」が残っていますか?

平成十三年になって、小泉内閣が誕生しました。この内閣は、非常に高い支持率によって生まれた内閣で、首相は改革を断行すると宣言しました。これが国民の圧倒的な支持を生んだようです。

小泉内閣は、不良債権を処理し、無駄な公共事業はしないと宣言しています。これを実行すれば、当然しばらくは景気は下降し、失業者もふえると考えられます。

これまでは、多額の公的資金をつぎこんで、公共事業を積極的に行ってきましたが、もうこのやり方では、景気は一向によくなりません。それでついに小泉内閣は、既存の権益を破壊する方向を目指したのでしょう。

これからは、国民一人ひとりが、首相のいうように、「痛みにたえ」てゆかなくてはならないのかもしれません。しかし、多くの国民は、その痛みに果たしてたえることができるでしょうか。

労働福祉事業団の報告によると、平成十一年には、仕事が原因で精神障害として労災の認定を受けた女性は二人だけでしたが、同十二年には、十二人にふえています。また全国の労災病院が実施している「心の電話相談」の報告によると、平成十二年の四月からの一年間の相談件数は、三、七〇〇件あまりで、その内訳は女性が六〇パーセントを占めています。

また年齢は、三十歳代が一八パーセントともっとも多く、ついで五十歳代が一五パーセントで、二十歳代も一四パーセントでした。その内容は、上司や同僚とうまくゆかないというものが1／3をしめているそうです。

このように人間関係の悩みを訴えるケースは、職場だけでなく、親子関係、夫婦関係でも急増しています。実際、離婚件数も急増しています。

これに、さらに構造改革が加わるわけです。国民は、さらなる痛みにたえねばなりません。必然的に、国民は恒常的なストレスにさらされることになるでしょう。このような押し寄せる「痛みの嵐」にたえうるだけの力が、今の日本人に残っているのでしょうか？ それが心配です。

●経済力と生命力は「一枚岩」の関係です

私は、日本の経済力が弱っていることが、国民の生命力が弱っていることに少なからず影響を与えていると考えています。

「それ行け、やれ行け」の高度経済成長の時代は、きつくても、がんばれば何とか現状を乗り越えられる……というド根性信仰がありました。このため、国民はみな、気力が充実していて、少々のことがあっても、打たれ強かったのです。

ところが、国全体が豊かになり、物があまってしまうような社会になると、かつての「欲しがりません、勝つまでは」の精神はどこへやら。ハングリー精神をもつこと自体がむずかしくなります。

豊かになり、共通の目標を失った国民は、やがて個人主義へと変貌します。これと同時に、頂点まで達したかのように思われた経済は、やがてゆるやかな下降線を描いていきます。しかし今、国民にはその実感があまりなく、相も変わらずあふれる物の中で漫然と暮らしています。

関心があるのは、自分の楽しみと平安をいかに確保するかだけ。そしてこのことが、社会との軋轢《あつれき》を生み、ストレスを生みだす元凶となります。国民の生命力は、このストレスによって日に日に衰えているのです。構造改革によってもたらされるであろう「痛み」に、今の国民の生命力が、どれほどたえることができるでしょうか。

このようなストレスとともに急増したのが、成人病などの病気です。そしてこれと歩調を合わせるように、最近、テレビやラジオ・新聞・雑誌で盛んに取り上げられ、ブームになっているのが「健康」です。

●健康競争

健康ブームにのって、健康食品や健康法の類が大盛況です。一般に、健康食品というのは、「栄養補助食品」のことをいいます。そこに含まれる成分は、おもにビタミン、ミネラル、アミノ酸、植物繊維などで、これらの成分が「健康を促進する」と考えられています。

ふつう「栄養」というのは、私たちが食物を食べて、それを消化することで、体内に吸収されます。しかし日常の食生活では、どうしても不足しがちであると思われる栄養素を、私たちはこれらの栄養補助食品によって補うわけです。したがってこれらの食品を「機能性食品」とよんでいます。

さて、健康食品というと、医学の分野よりも、民間療法的な範疇《はんちゅう》に分類される傾向がありました。青汁、玄米、プロポリス、黒酢《くろず》、黒ゴマ、卵油など、まさに千差万別で、じつにさまざまな食品があります。もう、当たるも八卦《はっけ》、当たらぬも八卦というか、おまじないのような状態です。

ですから、このような民間療法の食物を、ハナから信用しない人、つまり「そんなおまじないみたいなものには頼らない」と豪語する人もいれば、ある食品を一途に信じ、熱心に実践している人もいます。

このようなわけで、もともと健康食品産業の世界は、医薬品とは認められていませんから、小さな企業がほそぼそとやっていたものでした。ところが米国では、一九九四年に、議会が「栄養補助食品健康教育法(DSHEA)」という法律を通しました。これは、食品医薬品局の審査をあまりきびしくせずに、栄養補助食品を販売できるようにした法律でした。

このため、米国における栄養補助食品の売上が急激に増加しただけでなく、大手の製薬会社などもこの事業に参入するようになりました。今では、ビタミン、カルシウム、タンパク質などを個別に摂《と》るための、「栄養補助食品」が、錠剤や液体という形で大量に消費されているのです。

日本でも、バランス栄養食と銘《めい》打った簡易食品や栄養ドリンクが、ドラッグストアーだけでなく、コンビニでも所狭しと売られていますね。なかには「子供用」の栄養ドリンクがあったりして、「おいおい……」と思ってしまいますが、いずれにしても、ジュースやお茶でさえ、ビタミンや薬効を強調したものが多い昨今です。

これに、さまざまな健康法や健康グッズが加わるわけですから、健康関係の市場は、いまや花盛りというわけです。

●大量摂取って害ですよ

ところで、もう感づいていらっしゃると思いますが、食べ物と薬と栄養補給食品の区別は、実際にはアイマイだということができます。

ふだん、食べ物から栄養をまんべんなく摂取していれば、「補給」をする必要はありません。とくに中国では「食べ物は薬だ」という考え方がありますね。薬膳《やくぜん》といって、漢方の処方を料理に取り入れるのは有名です。

しかし、薬というのは、摂り過ぎたら「毒」になりますね。同じように、食べ物も、「からだにいいから」といって大量に摂《と》り過ぎたら健康を害してしまいます。栄養補助食品もそうです。

たとえば、「元気になるアミノ酸」とか「不眠に効くアミノ酸」というふれこみで、米国で売られている「トリプトファン」です。トリプトファンは、食品では「肉」に含まれているアミノ酸のことで、これが脳内に入ると、セロトニンという物質になるのですが、「うつ」や「不眠」に効《き》く物質として広く認知されています。

「うつが治る薬」というと、魔法の薬のように勘違《かんちが》いして、これを大量に服用する人がでてきましたが、あるとき、とうとう死者がでたのです。そしてこれを製造していた日本の製薬会社が、多額の損害賠償を支払わされました。

最近、流行の赤ワインに含まれるポリフェノールなども、大量にとればもちろん有害です。また、インドで古くからヒンドゥー教の人々が「鎮静」のために使っていたのが「インド蛇木《じゃぼく》」で、この中にはレゼルピンという物質が含まれているのです。やはりこれなども摂り過ぎると「うつ」になり、自殺する人もでてきます。

なんでも薬と同じで副作用があります。私などがテレビに出て、「○○という食べ物の成分は、健康のためにいいですよ」というと、翌日には多くの視聴者の方が、その食べ物を大量に買いに行かれるのではないかと心配になることがよくあります。

「薬は、少量用いた毒である」

という言葉があります。これは至言です。要するに、からだに必要な栄養を、適切なときに、適切な量だけ摂取することが、健康の秘訣なのです。

からだに必要な物質（栄養素）が不足すれば、病気になることもあるでしょう。しかしその物質を、多く摂り過ぎれば、今度は健康を害してしまうのです。

●医療事故は減るか？

最近、報道機関を賑わせているものの一つに「医療ミス」があります。テレビのニュースでは、多くの大学病院や公立病院での医療ミスが報道されています。都立広尾病院での注射事故の裁判がはじまり、元院長と都の元副参事は責任を否定したと報じられました。責任がだれにあるにせよ、医療ミス（医療事故）は、国民の医療に対する信頼を大きく損ねる恐れがあります。

今年、米国のＩＯＭ（Institute of Medicine）は、医療事故による推計を発表しました。そしてこれが大きく報道されたために、大きな社会問題になりました。そのＩＯＭの報告によれば、医療事故による死者は、年間四四、〇〇〇～四九、〇〇〇人にものぼるというのです。これは衝撃的な数です。

ＩＯＭは、医療事故を減らすために、つぎの提案をしました。

①医療関係者は、もっと真剣に取り組むべき。

②コンピュータなどを用いた総合的な検討をすべき。

③事故については、航空宇宙局が課しているように、ニアミスでも報告させるべき。

④これらにより、医療ミスを五〇パーセント削減させるべき。

では米国では、実際に医療事故による死者はふえているのでしょうか？　ハーバード大学のブレナン教授の報告では、事故は減ってきているということです。たとえば、一九一三年に、ハーベイ・クッシングが、最初に脳外科の手術をしたときには、死亡率は八〇パーセントでした。

それがその二十年後には、一三パーセントになり、現在では一パーセント以下になっています。実際には、医療関係者の努力で、ミスや事故は日進月歩で減りつづけているのです。

ブレナン教授は、なぜ右記のＩＯＭの提案が実行されないのか、つぎのように論じています。まず、ミスを防ぐコンピュータ化については、このシステムをすべての病院に設置するには、費用がかかり過ぎるのです。

また、ニアミスの報告の義務については、もしミスに近いものまで報告させるようになると、訴訟がふえると予想されることです。

もちろん医療事故には、努力すれば避けられるものもあります。完璧ということはないのかもしれませんが、医療従事者一人ひとりの「責任感・良心・良識」が極限まで研ぎ澄まされることが、理想なのではないでしょうか？　人の「いのち」をあずかっているのですから。

●「心が喜ぶ」と健康になる

やはり私は、このような日本の「元気のない状況」を見ていると、とても辛い思いがしています。なんだか、夢も希望もなくなってしまいそうな雰囲気さえあります。

しかし、なんとか日本人には、元気になってほしいと願っています。そのためには、強大なストレスという怪物に立ち向かえる生命力が必要になってきます。

ストレスという怪物に、日々刻々襲《おそ》われている私たちを悩ませ、恐怖させている筆頭は、やはり成人病であり、ボケであると思います。これらが、徐々に私たちの生命力を奪っていき、しまいには、国際競争社会における活力までも奪ってしまうのです。

昔は、「風邪は万病のもと」といわれました。では、なぜ風邪にかかるのでしょうか？疲れているからです。なぜ疲れるのでしょうか？　休息せずに、日々ストレスにさいなまれているからです。だから、じつは「ストレスこそ万病のもと」なのです。

では、このストレスという怪物にうち勝つ方法はないのでしょうか？　それは「喜ぶこと」なのです。明るい心をもつことです。こういうと、「医者のくせに精神論かい？」といわれそうですが、決して精神論や迷信論を主張しているわけではありません。あくまで、最新の生理学の見地から述べているのです。

成人病を代表するのは、脳溢血、脳梗塞《こうそく》、心筋梗塞、糖尿病、そしてボケです。これらの病気が、じつは「心」の影響を非常に受けているということを、これらの病気と密接に関わっている「脳と血液」のシステムを具体的にあげて、これから説明していきたいと思います。

人間の身体は、いかに心に支配されているのかが、理解していただけると思います。

病気にならない血液と脳をつくる　目次

CONTENTS

プロローグ

日本人の健康はだいじょうぶ？　1

Chapter.1

病気と闘う血液――その不思議な働き　26

Chapter.2

喜ぶ心が病気を治す——プラシーボ効果の謎 63

Chapter.3

「うつ列島」が「喜び列島」になるとき　96

Chapter.4

喜べば、神経細胞が再生する!

Chapter.5

Chapter.6

成人病にならない原理　152

Chapter.7

病気にならない　血液と脳をつくる

——人のからだは心が喜んだ分だけ元気になる

脳の温度を上げるな！

私たちの身体からは、熱がでています。なぜ熱がでるのでしょう？　燃えているからです。私たちの体内では、エネルギーが燃やされているのです。燃やされているので、カラダは働くことができるのです。

だれでも、何らかの働きをすれば、それが最終的に「熱」になってでてしまいます。しかもそれを外に発散していますね。外に発散することができないと、身体の中の温度が上がってしまうのですから。

夏になると、みんな「暑い、暑い」といって汗をかきますね。夏には、外界の温度がぐっと上がります。サウナなど、もっと暑い環境も存在しますね。私たちの脳は、ふつう外界が相当暑くなっても、三七、八度で維持されるような仕組みになっています。つまり、汗をものすごく出すとか、ある程度のカロリーを失うとか、エネルギーを失うとか、呼吸が激しくなるとかです。そして熱を外に発散しようとします。

もちろん、ウチワであおいだりするのもそうですが、ともかく、脳の温度を上げないようにするのが、私たちの身体がふつうにやろうとすることです。汗がでるときにでる熱は「蒸発熱」ですが、約一リットルで、体温を一度下げる力があるといわれます。

さて、熱力学の考えでいえば、ふつう私たちの身体は、放射といって、温度の高い方から低い方へと流れるようにして、エネルギー（熱）を外に出しているわけです。ところが、もし外界が体温以上の温度だとすると、熱が外に出ていかないから、逆に体内に熱が入ってくるわけです。サウナばかりでなく、気温が三七度、三八度、そして四〇度あたりになると、もう体温以上になるわけですから大変です。

そうすると、今度はもの凄《すご》い勢いで、からだは汗をださなければならなくなります。同時に、人間をはじめ動物は、身体を動かせば熱がでるわけですが、その結果、エネルギーを使ってしまうことになり、だんだん動かなくなってきます。私たちの場合は、動くのがイヤになってくるわけです。

こうなると、身体の中の仕組みも、脳の仕組みもうまく行かなくなります。

熱を保とうとする働き

このように、脳の温度は一定に保たれるようになっています。脳の温度は、視床下部《ししょうかぶ》というところにセンサーがあって、それが働くことで保たれます。

たとえば、ものすごく寒い環境にいて、身体の温度が低くなると、ガタガタふるえてきますね。ふるえることで身体を動かして、熱を出そうとするからです。それから肝臓が働いて、やはり熱をだします。意外でしょうが、肝臓が働くと、熱がでるのです。

また、寒いと熱を皮膚から外にださないために、皮膚の血管が縮まってきます。このような働きが起こって、なんとか身体の中に熱を保とうとするわけです。

これと反対に、外の温度が上がって、体温が上がってくると、皮膚の血管が拡張してきます。だからみんな赤い顔をするのです。熱をせっせと外に出そうとしている証拠です。

ところが、今度は肝臓が働かなくなります。すると当然、身体の調子が悪くなります。もう一つ、前に述べたように、汗を出す作業に入ります。これも疲れます。

このように、外界の温度に対応して、私たちの身体は、いろいろな対応を余儀なくされているのです。

ところで、手などは、いくら暑くても寒くてもだいじょうぶです。寒いとき、指の先などは、一五度ぐらいでしょう。でも、だいじょうぶなのです。ところが、脳はそういうわけにはいきません。脳の温度を測ると、つねに約三六度から下がらないのです。

身体は、なんとかして体温を一定にしようとするために、全力をあげるような仕組みになっているのです。

●「熱中症」をふせぐには

よく「体温をはかる」といって、脇の下に体温計をはさんで測ったりしますが、実際に脳の温度というのは、だいたいそこの温度と同じくらいですね。脳の温度は、あまり変化しないようになっているのです。

前に述べたように、猛暑で、脳の温度が上がってくると、その温度をなんとか下げようとして、どんどん汗がでます。しかし努力の甲斐《かい》もむなしく、脳の温度が上がってくると、たとえば四〇度を過ぎるような危険な事態になってくると、脳の働きは悪くなってきて、意識を失ったりします。

このように、あまりの高温は、脳細胞に影響を与えるのです。だから、猛暑の中で脳の温度を一定に保つには、熱を蒸発させるしかないのです。一番手っ取り早いのは、風のあるところにいくことです。

日射しがかなり強くても、風があれば、身体の表面の水を吹き飛ばすことができるのです。すると、体温は下がってきます。でも、風がなかったら大変です。

このように、暑いときは、もの凄い勢いで、私たちは「水を失っている」のです。生きていくためにです。本人は気がつかないのですが、身体は簡単に脱水症状になってしまうのです。これが「熱中症」です。熱中症というのは、暑いだけでは起こりません。水を失うことによって起こるのです。中が「ひからびて」しまうことです。だから、水を絶対に摂る必要があるのです。

身体の中から水がなくなってくると、自分の体温を発散させる方法がなくなってしまいます。すると、体温がどんどん上がってしまいます。身体は危険信号を発します。熱中症をふせぐには、涼しいところにいるのが一番ですが、どうしても出なければならないときは、できるだけ水をのんでいくことです。

三、四年前、イスラエルに学会で行きました。そのおり、市内見学をしましたが、かならずペットボトルをもってゆけといわれました。日本でも最近、そういう風習がでてきましたね。

●水を飲もう！

今年(二〇〇一年)の七月は、まるで東南アジアのような暑さでした。熱中症で数名の方が亡くなりました。また多くの方が病院に運ばれました。

私の考えは、腎臓が悪くない限り、水はのむほどよいと考えています。きたないものを流しだしてしまうのが、健康の秘訣だと私は考えています。だから、もう理屈抜きに水を飲むといいと考えています。

さて、肝臓の話になります。肝臓は、寒いときにはよく働きます。入ってくるものを分解したり、貯蔵したり、そして燃やしたりします。そして熱をだしたります。だから肝臓からでてくる血液は暖かいのです。この他、肝臓の中では、いろいろなタンパクができたり、解毒作用が起きたりします。また尿素ができます。

そして肝炎や肝硬変《かんこうへん》などの病気になると、みんな「だるくてたまらない」といいますが、それが右に述べたような働きが行われなくなるからです。

これと同様に、気温が暑くなると、肝臓があまり働かなくなります。だから、みなさん「手足がだるい」といいます。やはり肝臓に原因があるのです。

肝臓からは、胆汁《たんじゅう》という消化液がでます。胆汁は、腸において脂肪消化の働きをします。しかし夏の暑いときには、胆汁がでなくなることがあるのです。

こういうときに「油っぽいもの」を食べると、もううんざりですね。消化できないわけですから。それでサッパリしたものが好まれます。しかし、それでは栄養がとれないと思って、無理やりにでも「うなぎ」を食べようとする人もいます。でも実際は、サッパリしたものが肝臓にいいわけです。

●肝臓が疲れてしまうとやる気がなくなります

肝臓というのは、前に述べたように、脳の機能の影響をうんと受ける臓器です。だからストレスの影響をモロに受けます。

ふつう肝機能障害というと、お酒の飲み過ぎがあげられますね。お酒（アルコール）を飲むと、肝機能が悪くなって、ＧＴＰなどが上がってきます。しかし肝機能を悪くするのは、お酒ばかりじゃありません。

ストレスがあると、脳からの命令で、肝機能が「働きすぎる」ようになるのです。そうすると、肝機能が悪くなってきます。脳からの命令で、肝臓に行く血管にも影響がでてきます。

私たちの身体は、ストレスに襲われると、それに向かって闘いを挑まなければなりません。人類の歴史の中で、これは身についた生理機能です。

では、肝機能はどのように「働きすぎる」のでしょうか？　たとえばストレスがあるとき、私たちの副腎皮質はホルモンを出します。これが出ると、肝臓はブドウ糖をたくさん出そうとして、せっせと働きます。肝臓がこのような状態になっていると、私たちの身体はものすごく疲れてしまうのです。

簡単にいえば、ブドウ糖を出そうとして、肝臓が働きすぎ、疲れてしまうわけです。肝臓が疲れてしまうと、何もやる気がしなくなります。ストレスがあると、何もしたくなくなるほど疲れるのは、こういうわけです。前述のように、暑いと、肝臓があまり働かなくなるので、疲れて何もしたくなくなるのですが、これと同じことです。

さて、このように温度が高くなると、肝臓は働かなくなるのですが、一方、ほかの臓器は活動が活発になります。というのも、前述のように暑くなると、熱を外に出さなければならないわけですから、身体の血液をうんと回転させて、つまりエンジンをふかさなければならないからです。だから、心臓も非常に働くようなるのです。

温度と身体の微妙なバランス――冬眠の謎

前述のように、夏には、熱を発散するために、血管が拡張します。だから、私たちは「赤ら顔」をしているわけです。全身に血液をよく回転させようとして、心臓もよく働きます。だから暑いところでマラソンをしたりすると、倒れたりする人が出てきます。心臓がたえられなくなるからです。

このように、暑いというのは、要注意なのです。

ところで、私たち人間は「恒温《こうおん》動物」ですね。昔は「温血動物」などといいました。私たちは、水の中に長い間つかっていると、皮膚からどんどん熱が出ていきます。すると、体温が下がってきます。すると、寒くてしかたがなくなる。魚はそれでいいんでしょうが、人間の場合、それは危険な状態です。

人間のカラダ(脳)は、三二度以下になると、意識を失うようになっています。ところが、クマなどの動物は冬眠しますね。冬眠する動物は、そういう意識を失った状態で冬を過ごすのです。

ところが人間は、冬眠しません。だから、意識を失えば死んでしまいます。しかし冬眠する動物の場合は、冬眠している間は、やはり体温が下がっています。体温が下がっていると、身体は働きません。働かないものですから、ものを食べなくてもいられるわけです。それで、冬になる前に、いっぱい食べ込むのですが、その体内にため込んでいるぶんだけで、じゅうぶん冬を乗り切れるのです。

しかしそれよりも体温がもっと低くなると、さすがの動物クンも寒くなるわけです。もはや生きられなくなる。それで、クマなどは厚手の毛皮を着用して、ジッと穴蔵にこもっているわけです。

●こわい！　血管の病気

私たちは、脳があるから生きています。脳こそは、人間の身体の中で、もっとも重要な部分だといえるでしょう。

以前、衆議院議員で評論家の栗本慎一郎さんが、脳梗塞になりました。今では回復されているようですが、栗本さんのような有名人で、しかもそれ相応の立場や教養のある人の場合と違って、一般の人が脳梗塞になってしまうと大変です。

どれだけ確実に救急医療をやってもらえるかわかりませんし、この病気に対する知識もそうそうないでしょうから、適切な対応ができないかもしれません。

よしんば回復したとしても、後遺症は残るものです。一〇〇パーセント元の通りには回復しないですね。病気になる前のようには歩けないものです。だから多くの人の場合は、一度、脳梗塞をやってしまうと、ふたたび元の通りには、社会的に活動できなくなってしまうのです。

よく「ボケる」といいますが、私たちは「ボケ」になりたくないものですから、いろいろな努力をしてボケを防ごうと試みるのですが、なかなかコレといった対処法がなされていないようです。しかしやはり、まず注意すべきは、脳に行く血管がつまってしまう脳梗塞のような病気にかからないようにすることです。

脳梗塞というと、ふつう私たちは、言葉がしゃべれなくなるとか、手足が動かなくなるとかを連想しますね。この種の脳梗塞は、脳の中の方に入っていく細い血管がつまるために起こります。つまり、穿通枝《せんつうし》という脳の細い血管で、血液が固まってしまうわけです。

●動脈硬化はコレステロールのせいじゃない

もちろん、世間一般によくいわれるように、私たちの血管が「動脈硬化」を起こすことを、まず防がなければなりません。これはこわいものです。ただ、動脈硬化という病気は、よくコレステロールが原因であるかのようにいわれていますが、じつは脳の血管というのは、コレステロールとは、あまり関係がないのです。

だからコレステロール値が高い人が、脳梗塞になるということはないのです。ここが心臓と違うところです。ならば、脳の血管には、実際には何が詰《つ》まっているのかといわれると困るのですが、つまり一種の老化現象のために、ある部分が動脈硬化を起こしているわけです。すると血液がドロドロの状態になってくるのですが、そうなるとそこの部分がつまりやすくなるわけです。

ところで、脳の血管に異常が起きるのは、血圧が高いときに多いのです。脳の血管というのは、血圧が高くなると、その圧力で血管のある部分が老朽化してくるため、動脈硬化になりやすくなるのです。その辺が、心臓の場合と少し事情が違います。

さて、そういう状態の時に、もし私たちが興奮するとどうなるでしょうか？　興奮すると交感神経が働きます。すると、アドレナリンやノルアドレナリンがたくさんでますね。すると、私たちの血小板《けっしょうばん》は、さらにベタベタと凝集化してきます。非常にくっつきやすくなるわけですね。右に述べました「血液がドロドロの状態」になるわけです。

ということは、カッとして激しく怒ったり、著しく恐怖したりするとき、私たちの血管はつまりやすくなるということです。小渕さんも角栄さんもそうでしたね。小泉さんもそうならないとも限りませんが、ともかく短気は損気《そんき》ですし、恐怖心もいけません。

このような異常な感情が、もの凄《すご》く忙しかったり、もの凄く心労が多かったりするときに爆発すると、脳梗塞になる条件が整ってしまい、スイッチ・オンとなるわけです。

●「生きる速度」を落とそう

年をとって高齢になっても、第一線で忙しく仕事をどんどんやっている人は、たいへん立派なことですから、もちろん尊敬しますが、私の考えは、やはり人間、ある程度、年をとってきたら、働くこと自体は結構ですが、息つくヒマもないほど忙しくするのではなく、何でも「適度にする」ことが大事だということです。

ようするに、働きすぎて脳梗塞になっている人が数多くいらっしゃるのです。かくいう私自身、定年を過ぎて、こういう具合にちょっと働き過ぎているところもあるなと反省するのですが、ともかく、年をとったら「働きすぎない」ことが大事だと口をすっぱくしていいたいですね。

いずれにしても、血圧が上がって、脳の血管が動脈硬化のような変化を起こし、そこへ興奮したときのドロドロした血液がくると、血管がつまってしまうのです。

さて、このドロドロになるのは、脳でも心臓でもみんな原因は同じです。もちろん心臓も、脳の血管と同じように、怒ったり興奮したりすると、心筋梗塞になりやすいわけですが、ただ心臓の場合、冠《かん》動脈という血管の変化に、コレステロールがもの凄く関係しているのです。

では脳の血管には、コレステロールは全然関係ないのかというと、そうでもなくて、脳の外側を取り巻いている血管＝皮質枝は、コレステロールが関係しているのです。ところが、脳梗塞が起こるのは、だいたい脳の内奥の重要なところへ血液を送る血管で起こるのです。

脳の奥の方は、非常に重要な場所ですね。ここに入っていく血管がつまってしまうわけだから、もう深刻です。言葉がおかしくなったり、手足が動かなくなったりするわけです。

ところが、この血管においては、コレステロールはむしろ多い方がいいといわれているのです。不思議ですが、コレステロール値が高いからといって、脳梗塞になるわけではないのです。

逆にいえば、コレステロール値の低い人が、脳梗塞になりにくいという証拠はまったくないわけです。みなさん誤解しています。もちろん、脳の血管を守るという考えは大事ですが、それには「平常心」とか「精神の安定」というのが、もの凄く大事になってくるのです。

だから、年をとってからも、つまり定年後に、いろいろやって忙しくするのは、まあカッコイイですから、やめられませんね。いろんな人から、何か頼まれたといっては、あっちこっちにかけずり回っている人もいますね。

でも、長い目で見たら、これで病気になって倒れたら、もうおしまいなんですよね。自分はそうならないと思っていても、なるかもしれないわけです。

日本人は貧乏性で、遊んでいるというか、仕事をしていないことに対して、よくないという思いがあるのです。とくに年輩の人はそうです。だから、仕事をしてないと、恥ずかしいという思いがあるのです。ただ、今の若い人はそういうことはないから、かえってだいじょうぶでしょう。

その意味では、のんびりするということが、非常に大事だということです。もちろん運動も大事です。欠かしちゃいけません。でも、精神的にのんびりすることが、より一層大事なのです。

●血小板の活躍――いち早く血を止めなきゃ！

私たちがケガをして手や指を切ったりすると、傷口から血が出てきます。でも時間がたつと、血は止まります。なぜでしょうか？

身体の側からすると、血が外に全部出てしまっては困りますから、なんとかして止めなければならないですね。そのとき、傷口をよく見ると、血小板がベトベトとくっついて、それが固まっていって、傷口をふさごうとするのです。この血小板の働きがあるから、おおむね血が止まるわけです。

もちろん、血液が凝固するのには、他の因子《いんし》もありますが、ともかくこの血小板の働きは、私たちの身体にとって、非常に「いい働き」をしているわけです。身体を守っているわけですから。

ところが、ケガもしてないし、出血もしてないのに、血管の中で血小板がベトベトとなってしまったとしたら、どうでしょうか？　もし血小板が、あちこちの血管の壁に、ベトベトとくっついてしまって、やがて血管をふさいでしまったとしたら……です。

これが心臓の血管なら、心筋梗塞ということになります。これは「いい働き」ではなくて「よくない働き」ですね。

じつは血小板というのは、血管が動脈硬化を起こしているような場所では、ドロドロになりやすい性質があるのです。なぜでしょうか？　動脈硬化が起きているということは、血管壁に異常が生じているということですね。血小板はそう判断しているのです。

つまり血小板は、異常事態を感じて、つまりケガをしたのだと勘違いして、ベトベトとなってくるのです。そしてその血管壁に、ベトベトとくっついてくるわけです。

血液は、細い血管を通っています。しかし、通っているときに、血管壁がザラザラしている、つまり「おや、正常でないなあ」と感ずると、血小板はそのような状態を、傷口のように感知してしまい、凝固してくっつくように作動するのです。

動脈硬化になるのには、血液の問題もあり、血管壁の問題もあるのです。しかし、血管が老化して異常になってしまうのは、高血圧などのときでしたね。これは激しい怒りや著しい恐怖のあるときです。前に述べたように、興奮してアドレナリンがでると、血液はドロドロになってくるのですが、それには、右のような理由があったのです。

●白血球免疫軍の活躍――〝食べる〟球たち！

白血球の中には、リンパ球というのがあります。このリンパ球が「抗体《こうたい》を作る」わけです。抗体というのは、外部からの侵入物に対抗して、これをやっつける物質のことですね。ハチの抗体とか、食物の抗体とか、ウイルスの抗体とか、いろいろな抗体があるわけです。

しかしリンパ球というのは、白血球の中のだいたい二〇～三〇パーセントぐらいを占める程度なのです。それで、実際には六〇パーセント以上を、異物を「食べる白血球」である「好中球《こうちゅうきゅう》」が占めています。

じつはこの好中球が、異変が起きたときに、つまり炎症や感染が発覚して、その知らせがきたときに、真っ先に「現場」に向かう救急の前線部隊なのです。この好中球が、異物を〝食べる〟わけですが、正しくはその異物を溶かしてしまうのです。

好中球の中には、異物を分解する酵素《こうそ》をたくさん含んだ顆粒《かりゅう》があって、それがはじけて異物を壊《こわ》してしまう仕組みになっています。このとき、顆粒がはじけて、そこらへんに飛び散ってしまいます。それで異物も壊れてしまうのですが、可哀相なことに、好中球も死んでしまうのです。好中球が死んでしまった残骸《ざんがい》が「うみ」なのです。このように、好中球というのは、相手を食べると死んでしまう、じつに自己犠牲的な白血球なのです。

さて、好中球は、このようにみずからの命を賭して異物を倒そうとするのですが、最前線で闘った好中球からのSOSが、もう一つの迎撃部隊に送られます。その迎撃部隊というのは、「単球《たんきゅう》」といわれる「マクロファージ」です。

このマクロファージは、好中球のSOSを受け取って、あとを追いかけるように、その外敵に向かっていきます。この迎撃部隊は長期戦に強いのですが、好中球と同じように、異物やバイ菌などの外敵を取り込んで、溶かしてしまいます。しかし、好中球と違って、マクロファージは死なないのです。非常に強い細胞だからです。

このように、好中球とマクロファージという二種類の「喰細胞《しょく》」が、つぎつぎと危険な異物を処理するわけです。さてこのように戦闘をしているうちに、マクロファージは、外敵の性質を分析し、その情報をリンパ球にある「ヘルパーT細胞」という細胞に送るのです。

すると、リンパ球では、ヘルパーT細胞が、外敵に対する抗体の製造を、「B細胞」に命令するのです。これと同時に、「キラーT細胞」を出撃させるのです。

いよいよ免疫軍の総力戦です。やがてこの異物＝外敵に対する抗体がつくられ、その情報がデータベース化され、次回の襲来に備えます。このようにして免疫システムの要塞《ようさい》ができあがるのです。

前述のように、マクロファージは細胞ですが、もともとは血液の中に五〜一〇パーセントぐらいある白血球の一種が変わってできたものなのです。さて、単球とマクロファージは同じもののように述べましたが、じつはマクロファージになる前の細胞のことを単球というのです。単球が、血管から組織へと移動するとき、マクロファージへと分化するのです。

私たちがケガをして、傷口から何かバイ菌が入るとしますね。するとそこが赤くなりますね。そこでは、血管から好中球がでてきてバイ菌をたべ、その信号をもとにマクロファージがでてきて、やがてリンパ球でその抗体がつくられる……という、壮大なドラマが展開されているのです。

●抗体の不思議——アレルギーの原因

さて、アレルギーというのがありますね。

私たちの身体の抗体の働きにおいては、異物がやってくると、それに対してふつうは「IgG」という抗体が、それに反応して、その異物を押さえ込んでしまいます。押さえ込んでいるうちに、マクロファージなどがそれを食べてしまうわけです。

このようにして、その異物の残骸は捨てられてしまいます。

さて抗体には、もう一つ「IgE」というのがあります。これの場合は、異物がくると「IgE」がそれを押さえ込んでしまうわけですが、この場合は、今度は、マクロファージではなくて「好酸球《こうさんきゅう》」が、それと反応してきます。

さて、マクロファージの場合は、異物を〝食べる〟からいいのですが、この好酸球、あるいはその仲間の「好塩基球《こうえんききゅう》」の場合は、反応するときは、自分の中から、血管を拡張させたり、涙や唾液をださせたり、かゆみを起こしたりする物質を放出してしまうのです。いわばアレルギーですね。反応が全然違うのです。

繰り返しますが、ふつうの抗体の場合は、それがくっつくと「食べてしまう」という働きが起こるのに、ＩgＥの場合には、異物にくっつくと、血管を拡張したり、かゆみを起こしたり、分泌物を多く放出するという働きをしてしまうのです。だから、鼻水やら唾液やらがたくさんでるのです。

多くの場合、私たちの身体は、たいていのものに対しては、通常の抗体で反応するのですが、ある種の遺伝的な異常がある場合、ＩgＥでもって反応する仕組みを遺伝的にもった人がいるのです。そうするとその人は、たとえば、花粉に対してもＩgＥで反応するのです。もちろん花粉症でない人はＩgＧで反応しているのですが。

ところが不思議なことに、私たちがお母さんのお腹の中にいるときは、身体はＩgＥで反応する仕組みになっているのです。そして、赤ちゃんとしてこの地上に生まれて、キタナイものにふれてしまうと、ＩgＧで反応する仕組みに変わってしまうのです！

しかし最近、私たちの生活環境が、ひと昔前と激変しました。つまり衛生が、非常に行き届いてしまったのです。バイ菌や微生物はおろか、チリやホコリさえ忌《い》み嫌われるのが、現代の人間社会です。

ところが、抗体というのは、そうは問屋《とんや》がおろしません。だから、非常にキレイな環境で育つ現代社会にあっては、私たちの身体は、それまで正常な働きだったＩgＧの仕組みへと移れなくなってしまったのです。こうなると、ＩｇＥの抗体になってしまい、非常にアレルギーになりやすい状態になってしまうことになります。

だから、今の社会にアレルギーやアトピーが多いのは、「清潔すぎること」が、大きな原因になっていると考えることができるでしょう。

アレルギーが非常に多いということは、アレルゲンというＩｇＥをつくりだすような物質、たとえば、排気ガスとか、公害物質のようなものが多くなったことを意味します。

同時に、非常に清潔になってしまって、地上に生まれたときから、ほんとうは、早くＩｇＧへと移らなくてはいけないのですが、それができなくなっているのですから、これがアレルギーの大きな原因だと考えることができるのです。

私たちの免疫反応というのは、異物に対して、本当は両方に反応するようになっていますから、お母さんのお腹の中では、全くＩｇＧの反応がないというわけではありません。ただ、ＩｇＥの方が優位なのです。つまり、アレルギー反応で反応する方が優位なのです。というのも、お腹にいる間は、アレルギー反応がまずないわけですから。

ところで、昔の日本人は、身体の中に「虫」がいました。腸内に「虫」がいるからいいのだという学説もあります。これはおふざけのようですが、まんざらウソでもないようです。藤田紘一郎さんのやってる「カイチュウ説」です。

でも、本当は、カイチュウも大事かもしれませんが、赤ちゃんが早い時期から「外界のキタナイものに触れる」ということが大事なんですね。昔は、赤ちゃんがハイハイしながら、畳の目地をなめたりしました。

キタナイものをあまりに排除すると、新しい病気ができてくるんですね。

●体内のアメーバ——マクロファージ

さて、想像してみましょう。原始の生命体の世界では、アメーバのような生命体が主流だったわけですね。アメーバが外界のものを取り込んで、食べるところを想像して下さい。

そして私たちの身体の中にも、アメーバのような細胞があるのです。たとえば、マクロファージです。忙しそうに動き回って、始終、異物を処理しているのです。そして、まさしくそれこそ、原始の時代から起こっていることであり、あらゆる動物の体内にあることなのです。

原始の世界では、アメーバみたいな細胞が、たくさん並んで多細胞動物になったわけですね。多細胞動物になるとき、みずからの内部に、このアメーバのような細胞を取り込んでしまったのです。
白血球の中に存在する細胞＝アメーバ。それがマクロファージなのです。

●血は先祖を受け継ぐもの

話は変わりますが、血液というのは、西欧社会でも、非常に神聖なものだといわれてきました。だから血液が汚れる（血が汚れる）とよくないとか、血液が黒くなると病気になるとかいわれてきました。

考えてみれば不思議です。あんなに赤いものが、全身に流れているなんて、と考えたことはありませんか。その赤い液体の中に、前に述べたように、いろいろなものが存在していて、いろいろな働きをしているのですから。

前に述べたように、血液の中には、白血球があり、赤血球があり、血小板があり、それ以外にもいろいろな栄養素が入っています。そしてその各々が遺伝的に特性を受けているのです。たとえば、血小板は、前にも述べたように、ベトベトとくっつく性質がありますね。

ところが、あまりベトベトとつかない血小板をもっている人も、たまにいます。このような血小板をもっている人は、ちょっとケガをしただけでも、どんどん内出血してしまいます。アザだらけになります。

またあるいは、あまり異物を食べない好中球をもっている人もたまにいます。このような場合は深刻です。異物が侵入してきた場合、宿主（つまりその人）は、感染症で死んでしまうからです。

このような好中球をもつ人は、可哀相なことですが、無菌室に入れられています。一生、無菌室で生活するというのは、本当に辛いことだと思います。もちろん昔だったら、死んでしまうところです。誠に気の毒です。

それから、赤血球が、酸素を運ぶことができなくなるような病気もあります。しかしほとんどの人は、ありがたいことに、そのような異常はないのですが、やはりこれらは、遺伝によるものです。

このように、血液の中のそれぞれの成分が、それぞれ遺伝的な原因で、欠陥をもつがゆえに起こってしまう病気は、いずれも非常に治療が困難です。このようなことを考えると、血液（血）というものがいかに遺伝的なものであり、先祖からの性質を受け継ぐものであり、また大事であるかがよくわかります。

このように、昔から「血は大事だ」と考えました。「血縁」「血族」「血を分ける」「血は争えない」などというように、先祖代々伝えられた特徴が、「血」に表れるのですから。

もちろん、正確にいえば、「血が遺伝する」ということではありません。白血球や赤血球、血小板などが、遺伝的にそれぞれの性質を受け継ぐことから、「血がつながっている」といって結びつけて考えられてきたのです。

しかし実際は、お母さんのお腹の中にいる胎児の血液と、お母さんの血液は、決して混ざらないのです。子宮にはカベがあって、栄養などの必要なものは、そのカベの隙間を通って入っていくので、二つの血液は、親子といえども、絶対に混ざらないのです。

●造血の舞台——骨髄《こつずい》と臍帯《さいたい》

では、人間の血液はどうやってできるのでしょうか?

ふつう、血液は「骨髄でつくられる」と私たちは学校で教えられますね。しかし胎児のときには、卵黄膜《らんおうまく》でつくられます。そして、やや成長すると、つまりお母さんのお腹にいるかなりの間、肝臓や脾臓《ひぞう》でも、血はつくられるのです。

しかし、地上に誕生して、成長してくると、血をつくるのは骨髄(骨)だけになってしまいます。正確にいえば、生まれたばかりの頃は、あらゆるところの骨で、血がつくられるのですが、十歳ぐらいになると、手の骨などでは、血はできなくなってくるのです。手の骨は短いからです。つまり、長骨(長い骨)でしかできないようになるのです。まして指の骨のような小さくて短い骨では、血はできなくなるのです。

その理由は、寒いと、骨髄にある血を造る(造血)細胞は、死んでしまうからです。私たちの身体の中で、寒くなって冷えてくる骨というのはどこでしょうか? 末端の部分や外側の部分ですね。指や手、足、腕などそうですね。

では、寒くなっても、冷えない部分の骨というのは、どこでしょうか? 前に、私たちの身体は、つねに一定の温度に保たれていると述べましたが、よく考えてみると、私たちの身体のド真ん中は、つねに温度が下がりませんね。ですから、たとえば骨盤とか背骨だったら、いつまでも血を造り続けることができるわけです。

よくTVのニュースなどで「骨髄移植」といいますね。白血病の患者さんの治療法ですが、そのときの骨髄は、だいたい右に述べた骨盤や脊髄《せきずい》から摂ります。

ところが最近では、骨髄のように血を造る細胞が、赤ちゃんの「臍帯《さいたい》(血)」にあるということがわかってきたのです。だから、最近の産婦人科では、赤ちゃんが生まれたときに臍帯を保存しておくようにしています。

そこの血液を使えば、造血をすることができるということで、骨髄移植の代わりに、いわゆる「臍帯血移植」というのをやって、現在では、白血病の患者さんの治療が、かなり成功しているのです。

●血液のガン・白血病の正体

白血病は、血液のガンといわれます。または、白血球のガンだといわれます。しかしじつは白血病というのは、造血細胞のガン、つまり血をつくる大もとの細胞のガンだということが、最近わかってきたのです。

つまり、もともとの造血細胞がガンになるのですが、それが白血球の方に、より多く異常が表れやすくなったのが白血病なのです。

だから、異常が起きているところを、全部つつんで殺してしまって、代わりに新しい造血の細胞を入れてあげなければならないのです。全部、入れ替えるわけです。それが残っていたら、いくらでもガンはでてくるでしょう。それで昔は、骨髄を移植して、それをやっていたわけです。

しかも、白血球にも血液型というのがあります。白血球の型です。それが合う人を捜さなければならないのです。いちばんいいのは親子です。兄弟だと合う人もいれば、合わない人もいます。血液型がピタッと合う人がいたら、その人の骨髄を使って、白血病の人の血液を全部入れ替えるのです。

さて、白血病の場合は、治療法がいろいろと確立されてきました。しかし、ふつうのガン細胞の場合は、やはり今でも、治すことはむずかしいといわれます。

なぜかというと、細胞もだんだん年をとってくると、しだいに壊《こわ》れてくるからです。こうなると、細胞は非常にガン化しやすくなるのです。

ガンというのは、いわば高齢化の証拠なのです。

●ガンは遺伝病か？

もちろん、細胞がガン化するのには、遺伝も関係しています。人間は、ガンを抑える遺伝子と、ガンにする遺伝子の両方をもっています。ところが、ガンを抑える遺伝子がなかったり、こわれたりするとき、ガンになるといわれます。

したがって、一般には「ガンは遺伝子の病気だ」といわれています。たとえ環境因子があるにしても、ガンになるかならないかは、つまりその人のもつ抵抗力には、遺伝子が関係しているのだと考えられてきたのです。

しかし現在では、細胞がガン化する原因の六割ぐらいが、環境因子だと考えられていま す。そして残りの四割から三割くらいが、遺伝的な原因だと考えられています。だからたとえば、両親や兄弟がガンになったから、自分もガンになるのではないかと心配している人がいますね。しかしそう心配する必要はありません。もちろん、遺伝が関係ないことはないのですが、それはさして強くない要因だとわかってきたのです。確率的に高くはないのです。

このように、ガンになる原因には、環境因子が多いことがわかってきました。たとえば、乳ガンという病気があります。この病気は、東南アジアには非常に少ないのです。ところが、東南アジアの人たちが、アメリカに渡って行くと、乳ガンになってしまうケースがすごく多いのです。

すると、この人たちがガンになった初代になるわけです。ところが、このつぎの世代になると、もっと多くなって、割合として、アメリカ人と同じ程度になってしまうのです。こうなると、遺伝的にふえていったかのように見えますが、そうではなく、アメリカという環境がそうさせているのです。

なぜなら、東南アジアの人とアメリカ人とは、病気になる遺伝子が違うはずです。なのに、アメリカ人と同じように乳ガンになってしまうのは、環境因子に問題があると考えることができるのです。

かといって、環境の何が問題なのかというと、一言ではいえないのですが、日本でも最近は、アメリカ並みの環境になってきているのかもしれません。今のところは、アメリカよりも乳ガンは少ないようですが、先のことはわかりません。

このように、環境因子が原因だといっても、ではそれは何かというと、まだよくわからないのが現状です。排気ガスなどの公害物質、環境ホルモンなど、いろいろな環境因子が考えられます。もちろん、精神的なストレスも重大です。

●免疫が外敵に勝つまで

ここで再び、免疫の話に戻ります。

免疫がなくては、人間は死んでしまいます。では、免疫とは何でしょう? それを説明するのにもっともポピュラーな題材は「エイズ」かもしれません。

というのも、エイズ・ウイルスに感染《かんせん》すると、免疫反応がなくなってしまうからで、これは大変なことです。免疫反応がなくなってしまうと、たとえば、人間の細胞はガンになってくるでしょうし、いろいろな感染症が起こってきて、身体が悪くなり、最後には死んでしまうわけです。このことから、免疫がいかに重要であるかを、私たち一般市民にダイレクトに教えてくれたのは、やはりエイズだと思います。

それで、もっと詳しくお話しますと、いわゆるHIVというウイルスが白血球にくっついてしまうのです。すると、白血球の中のリンパ球の一部が死んでしまうのです。こうなると、前にも述べたように、リンパ球というのは、抗体をつくる能力があるものなのに、それができなくなるわけですから、身体の中は、もう感染だらけになってしまうわけです。最後は肺炎になって死んでしまうことになるのです。だから免疫は、私たちの身体が外敵と闘うために、絶対に必要なものなのです。

それで、今度は医者の立場から考えてみましょう。患者さんが、ウイルスか何かに感染して、高熱をだして病院にやってきました。診察した医者は、

「ほんらい外敵をやっつけるべきなのが免疫なんだけど、どうもこの外敵には、簡単には勝てないようだなあ」

と判断した場合に、まず抗生物質でその外敵をたたいて、抑えているうちに免疫が力をつけて、それに勝つようにさせよう、と考えるのです。

前にも説明しましたが、私たちの身体に異物や細菌が入ると、まずそれらを好中球やマクロファージなどが食べ、最後の行程にくると、リンパ球から抗体ができてくるわけですが、じつは、それには「一週間」ぐらいかかるのです。

では、抗体ができるまでの間は、どうなっているのかといえば、じつは「無防備」な状態なのです。その状態のときに、外敵であるウイルスや細菌はふえてきます。そのままではいけないというので、これに対して、好中球やマクロファージが、それを食べようと必死で奮戦するのです。

したがって、この間こそ、勝つか負けるかの境目なのです。そしてこれが、みなさんが「病気をしている状態」なのです。しかし一週間ほどすると、抗体ができてきます。こうなると、外敵は全部やっつけられてしまうので、いわゆる「病気が治る」ことになるわけです。

昔は、この「勝つか負けるかの天下分け目の時」には、人間の力では、どうしようもなかったのです。それこそ、祈るしかなかった。しかし現在では、この時期に、免疫を応援するための抗生物質を投入することができるのです。

では、抗生物質は、侵入者に対して、単に「たたく」だけの存在なのでしょうか？　たとえば、大きなケガをすると、キズ口が膿《う》んでくることがあります。こういうとき、現代では、抗生物質が活躍します。つまり、抗体ができてくる前に、もうキズ口から侵入した細菌を殺してしまうのです。

ところが、ウイルス性感冒《かんぼう》などの場合は、抗生物質が効きません。そうすると、ウイルスが体内に入ってきて、マクロファージなどが一所懸命に、そのウイルスを食べるわけですが、それでもどんどんウイルスは増殖します。

この間は、免疫システムは、外敵と総力戦で闘います。前述のように、好中球とマクロファージ、キラーT細胞などが総動員です。相手の細菌やウイルスも、どんどん増殖しているわけですから、みんなで闘わないと勝てません。

このようにカラダの迎撃部隊は、外敵との激しい長期戦にもつれ込むわけです。そして最終的には、やはり抗体ができてくるまで待たなければならないのです。だから、感冒が治るまでに一週間、十日、二十日とかかるわけです。

●酸素を運ぶ血液――赤血球

つぎは、赤血球のお話です。赤血球は、血管をつたって全身に酸素を運ぶ働きをします。とくに酸素を必要とする脳に運んでいることを強調したいですね。血液が流れなくなると、当然、脳に酸素が行かなくなります。酸素が行かなくなると、脳は脳梗塞を起こしてしまいます。

もちろん、脳以外のすべての細胞も、酸素を必要とします。しかし特に脳の場合は、エネルギーを絶え間なく燃やしていないと、たちまち細胞が死滅していき、生きて行けなくなるからです。

たとえば、あなたの手首を、縄でもの凄く強くしばって、手の先に血液が行かないようにしたとします。もちろん、その状態は苦しいのですが、たとえば三時間ほどして、この縄をほどくと、あなたの手首は、ちゃんとまた生き返ります。そのように、血液がめぐらない状態に三時間おいても、手首なら生き延びることができます。

ところが脳の細胞は、酸素が運ばれなくなると、あるいは、ブドウ糖が運ばれなくなると、三分ほどで死んでしまいます。脳は、エネルギー源として、ブドウ糖しか使いませんから、ブドウ糖が切れても大変です。

だから、脳というのは、「その日暮らし」どころか、その「分」暮らし、その「秒」暮らしだということができるのです。つまり脳は、エネルギーを蓄えておくことができないのです。

もう一つ、エネルギーを蓄えておけない臓器があります。心臓です。だから、心臓も血管がつまると死んでしまうのです。ところが、それ以外の臓器はしばらく蓄えておくことができます。心筋梗塞や脳梗塞はあるのに、肝梗塞なんてのはありませんね。

このように、脳と心臓は、身体の中でもきわめてデリケートな条件の中にあって活動する臓器なのです。

Chapter.2

喜ぶ心が病気を治す——プラシーボ効果の謎

●プラシーボ効果って何?

たとえば、ここに二つの「薬」があるとします。二つとも、同じ「薬」のようです。見た目はまったく同じだからです。まさか違うモノだとは思えません。

そして、お医者さんが、

「この薬はね、開発されたばかりの、最新の薬なんですよ。もの凄く効《き》くんだよ!」

と、眼を輝かせて、一つの薬をカゼの患者さんにすすめたとします。患者さんは、

「そうですか! そりゃあ嬉しい限りです。助かります。ありがとうございます」

といって、喜んでその薬をもらって帰るでしょう。

今度は、同じお医者さんが、もう一つの薬を手にもって、別の患者さんに、こういって

すすめたとします。

「あなたのカゼは、なかなか効く薬がないんです。この薬だって、効くかどうか、わからんけれども、まあ、ないよりはマシだと思うから、とりあえずのんでみて」

といって、不安な表情で、患者さんにすすめたとします。

ところが、このお医者さんが、前者の患者さんにあげたのは、ただのデンプンの粉を固めただけのものでした。しかし、後者の患者さんにあげたのは、新薬というわけではないけれども、れっきとしたカゼ薬でした。

さて、どちらの患者さんの方が、カゼをより早く治したでしょうか？　私は、断然、前者の患者さんの方だと思います。この患者さんに渡された薬が、じつは「ニセ薬」であったとしてもです。

これを「プラシーボ効果」といいます。アメリカの大学の医学部では、昔からよく、プラシーボ効果の実験が行われてきました。患者を二つか、三つのグループに分けて、本物の薬とニセモノの薬の両方を用意して、それぞれを医師が、いろいろな表情・しぐさ・態度で、患者に与えてみて、その結果、どのような効果が表れるのかを調べるのです。

たとえば、本物の薬と外観上はまったく変わらないモノを与えて、本物の薬を与えた場合とくらべて、それぞれがどのように効くのかを調べるのです。もちろん、何も与えなかった場合も調べます。

実際、人によっては、「薬を服んだ」と思い込んだだけで、病気が治ってしまうケースもあるのです。私は、このようなプラシーボ効果というのは、とても大事だと考えています。もしかしたら、それは一種の「催眠術」のようなものかも知れないですが、それが必ずしも悪いことだとはいえないのです。

「うちの先生は、とても有名な先生なんですよ。本もいっぱい書いているし、テレビにもでているんです。世間的にはとても信頼性のあるいい先生なんです」

といわれると、患者さんも「ありがたいことです」と思ってしまいます。おそらく、この患者さんは、治りが早いと思います。しかし、その先生が処方することと同じことを、別のお医者さんがこの患者さんに処方したとしても、まるで信用度が違うわけですから、おそらく効果も違ってくるでしょう。

「イワシの頭も信心から」

といわれますが、「信じる」ことのパワーたるや、凄いものがあります。それがたとえ、迷信や錯覚であってもです。

人は「信じる心」の中で生きている

日常生活にあっても、私たちは無意識に、プラシーボを実践しています。

たとえば、小泉首相が大ブレイクしましたね。驚異的な高支持率を獲得して、国民の人気を集めました。写真集までだされました。国民は、小泉人気に酔っていました。

しかし、小泉首相が、本当に総理としての力量を備えた人であるのかどうか、そして公約通りに構造改革を遂行して、日本をよくしてくれる人物なのかどうか、わかりません。その実力は、未知数だといえます。

にもかかわらず、国民が「小泉首相ならだいじょうぶ」と思って信じていれば、もしかしたら、改革はうまくいき、日本の社会は生まれ変わるかも知れません。国民の「信じる力」が、改革を左右するのではないでしょうか？

一方、小泉首相を、救世主のように信じたい心も、国民の中には存在します。やはり人は、自分のために何かを信じたいのです。信じるものがあるということは、幸せなことです。

人は病気になれば、弱いものです。精神的に強い人もいますが、多くの人は、病気になれば、不安になるものです。このような精神状態のときに、お医者さんから、「だいじょうぶですよ」というような、力強い、元気をつける言葉をもらったときの喜びといったらありません。何かを信じたとき、ものごとがプラスに展開していくことが多いのです。

しかしながらプラシーボ効果というのは、私たちの日常のいろいろな場面で、見ることができることなのではないでしょうか。

薬と病気の関係も、同じようなものなのです。もちろん、プラシーボだけを期待してしまうのはどうかと思います。最初から「ニセ薬でいいや」というような考え方では、いずれバケの皮がはがれてしまうからです。

しかし少なくとも、プラシーボ効果というのは、本当の効果を発揮させるまでに、人を信用させる効果があると考えることもできます。あるいは、本当に効く薬が登場するまでに、一時的に働く効果、それがプラシーボだということもできます。

「薬を服《の》んだ」という事実が、非常に大きいのです。それだけで、ホルモンの分泌《ぶんぴつ》もよくなるし、血液の流れもよくなる。だから「この人はよく病気を治す名医だ」というような評判のお医者さんからいわれたら、薬も一段と効いてくるのです。

たとえば、ベストセラー作家のような人もそうですが、ある程度、作品が売れてくると、有名になってくるし、そうすると、小泉効果ではないですが、ますます有名になってくる。そしてうんと売れてくる。これもプラシーボ効果ですね。

プラシーボの薬効《やっこう》というのは、そのことを信じるレベルが、ある「分水嶺《ぶんすいれい》」を越えられるかどうかにかかっています。それを越えたとき、プラシーボ効果が起こってくると思います。

「ある線」をいったん越えてしまったら、もう神がかり的になってしまいます。だれも止められない。ようするに、勝負は「ある線」を越えるまでです。

ネームバリューというのも、プラシーボ効果を誘導するものです。あの指揮者が指揮する演奏だから、すごい名演だ！　と信じて、演奏会を聴くわけです。もしかしたら、サッパリ調子が悪い演奏かもしれない。昔、ホロヴィッツが来日して演奏しましたが、ふだんクラシック音楽なんて聴いたこともない人が、わかった顔して聴きにいき、「いい演奏でした」なんていっていましたが。

このように、人生の全てに関係しているのが、プラシーボ効果です。

これを商売で考えたらどうでしょう。いくらいい商品でも、それがお客さんの知るところとなり、関心をもってもらい、手にとってもらうようになるまでの、何らかの方策が必要ですね。この場合、「手にとってもらう効果」をプラシーボ効果と考えることができるのです。

●神秘な力の謎

プラシーボに関係するかどうか知りませんが、心霊治療というのが巷《ちまた》にはあります。フィリピンの心霊治療など有名ですね。

あるとき、フィリピンの心霊治療師が逮捕される事件がありました。そのときの心霊治療師という人が、じつはイカサマだったのです。いわゆるエセ治療ですね。鳥の内臓かなにかを使って、患者に「あなたの内臓から、腫瘍《しゅよう》の部分をとりだしたぞ！」といって、それらしく見せていたというのです。要するに、トリックのようにしてだましたわけですね。

「ハイ、これで治りました」

といったのかどうか、わかりませんが、それで多くの患者さんがひっかかってしまったのです。さて、そのだまされた患者さんですが、「サギだ！」といって相当怒っているかと思えば、あにはからんやで、なんと「末期ガンを治してもらった」といって感謝しているのです。しかも、医師の診断書をもってきて、

「本当に私は治してもらいました。先生はペテン師じゃない！」

といって、治療師の無実を証明しようとしている。

「ウソでしょう?」

といいたいのですが、これはダマした人の問題ではなく、ダマされた人の問題なのです。ダマされた人が、自分の病気を、自分で治したわけですから、すごい信念です。

こういうように、末期ガンなどが、何らかの心霊治療で治ってしまったケースがあるのはもはや明かです。

ただ、私が興味深いと思うのは、このような不思議な現象というのは、医学でも何でもいいのですが、じゃあ本格的に調べようとすると、消えてしまうんです。そこが不思議です。


人知を越えた神秘的な力があるらしいことは、みんなが認めていますね。それで、何か神秘的な現象が起きたとします。その現象が起こったのと同じ状況を用意して、あるいは超常現象が起きた場所に行って、いざ実験してみると、もうそれは起きない。

超能力者もそうです。「じゃあ」といって学者がみんな集まって、何度かやってみると、もうダメですね。超常現象は起きないのです。起きないどころか、その人の超能力までなくなってしまうことさえあります。

ところが、誰もいないところでは、「予言が当たる」というようなことがよく起こります。その人がみんなの評判になってくると、やがて「あれはイカサマだ」という人がでてきます。こうなると、「じゃあやってみよう」といって、みんなで集まって実験してみると、もうこの「予知能力」は失われてしまいます。

ジャンヌ・ダルクなどもそうですね。最初こそ、奇跡的なことをいっぱい起こす女傑《じょけつ》ですが、最終的には、パリの攻撃の時にうまくいかなかったですね。

いつも思うのですが、科学で調べてみようとすると、いつも消えちゃうもの、それが超常現象ですね。だからといって「ない」とはいえないですね。すごく不思議です。

ホントに「心霊現象ってなんだ?」と思ってしまいます。しかし宗教の教祖は、そういうところがないと宗教はできないですね。

話を元に戻すと、プラシーボだけを頼るのではいけないと思うのです。むしろプラシーボ効果というのは、ほんものの効果が現れるまでの時間なのです。本当の実力だとか、本当の効果だとかいうのが、その先になければダメなのです。

人はいつかそれを信じなくなります。信じなくなったときに、本当の効果があることが大事なのです。その先に、本物がないとダメなのです。

なんでもそうです。最初はうまくいくことが多いのです。信じることで。ところが、そこから先が、実力が伴わないものだから、とん挫《ざ》してしまう。

●医師の態度は?

前述のプラシーボ効果と関係するのが「医師の態度」です。医者の態度というのは、冗談ぬきで、あるレベルまでくると、お坊さんや牧師さんなどの、宗教家の態度と同じになってきます。

有名な山岡鉄舟などは、会った人みんなの気分がよくなったということです。気分がよくなって、みんななかなか家へ帰りたがらない。だから鉄舟さんもたいへんだったのではないでしょうか?

世の中には、人になんともいえない明るい雰囲気を与える人がいるものです。医者も同じです。というより、医者も本当はそうあるべきです。会っただけで、病気が治ってしまうような医者です。

もちろん、こういう雰囲気をもつ医者になれるまでには、すごく時間がかかるでしょう。

しかし、こういう雰囲気は、その医者の実力に裏打ちされたものでなければいけません。雰囲気だけよくても、バケの皮がいつかはがれます。だから、医者に限らずですが、まず自分の実力をつけることが肝心です。

「この人はすごいらしい」

といっても、結局その人の処方では治らないということになれば、その人の評価はまたガクンと落ちるでしょう。やっぱり実力がないと、結局ダメになります。

●ストレスは人を病気にします

さて、ストレスがあまりに大きくなると、副腎皮質《ふくじんひしつ》ホルモンがたくさんでます。このホルモンは危険です。脳細胞を殺してしまうからです。

「でも、ストレスなんて、だれでもあるじゃないか」

という意見もあると思います。その通り。現代社会にあっては、ストレスの洗礼《せんれい》を浴びないという人は、ほとんどいないのではないでしょうか？　しかし、ここで述べているのは、あくまで危険なレベルのストレスです。

失敗が続いて、悩んで、もうどうしようもないとき、恒常的な恐怖感に襲われつづけているとき、あまりに忙しくて、気が回りすぎて、もう精神的に疲弊《ひへい》してしまっているとき、ショックで茫然自失《ぼうぜんじしつ》となり、何もかもがいやになってしまったとき……なんだか頭がボケたようになるのは、そのような理由によるのです。

だから、前にも述べましたが、ある程度、年をとったら、自分の心を傷つけないようにするべきです。

ところで、この逆のことは、身体をよくしてくれます。つまり、喜ぶことです。私が本書で一番いいたいのは、この「喜ぶ」ことの恩恵です。

たとえば、もっとも卑近な例でいうと、プロ野球ファンというのは、自分のひいきにしている野球チーム、たとえば巨人でも近鉄でもヤクルトでもいいのですが、ひいきの球団が勝つと、当然なのでしょうが、もう嬉しくてたまらないですね。

しかし、ひいきのチームが勝ったことは、本当は、嬉しいことでもなんでもないのです。ただどちらかのチームに、点数が余計に入ったというだけの話です。それで世界が平和になるわけじゃない。国民が豊かになるわけじゃない。

つまり「わたしは嬉しい」と思うから嬉しいだけの話です。

巨人が勝ったという事実は、ただの事実に過ぎないのです。アンチ巨人の人にとっては、反対にこれは悔しいことです。一つの事実を前にして、喜んでいる人と、悔しがっている人がいるわけです。ということは、この「嬉しい」や「悔しい」は、心の中で起こった出来事だといえるのです。当たり前のことですが。

●「喜び」の重要性を知ろう！

あなたが「嬉しい！」と喜んでいるとき、脳の中はどういう状態なのでしょうか？　脳内物質であるドーパミンが多く出ているのです。

右の例でいくと、「巨人が勝った」という客観的な事実が、あなたの脳を刺激して、ドーパミンをたくさん出させたのです。だから、嬉しくなったのです。

もちろんこれは、「嬉しい！」と思うから嬉しくなるのです。もっといえば、「思いの力」で、そういう脳内物質をふやすことができるのです。

ここで一番いいたいことは、私たちは、日頃どのような「考え」で過ごしているかということが大事であり、その考えが、脳をその通りに変化させているということです。

ストレスがあると、脳の「海馬《かいば》」が萎縮《いしゅく》します。すると、ものが覚えられなくなったり、思い出せなくなったりします。この状態は、一種の痴呆症《ちほうしょう》です。

痴呆症は、一般に「ボケ」と呼ばれます。ボケは、これまでの医学では、まず治らないといわれてきました。しかし最近、このボケに対して、興味深い治療法がとられています。それは、本書の後半のテーマと関わってくるのですが、細胞の再生を促す作業なのです。

一例をあげますと、老人のボケの治療において、「なでてあげる」ことを実践する場合があります。これは「なでる」という「皮膚への刺激」が、神経系を通って脳に伝わり、脳細胞と脳神経を刺激するためなのです。

皮膚からの刺激ということを考えると、「なでる」ことだけでなく、「たたく」「つまむ」「おす」「もむ」「そっとさわる」など、いろいろな刺激のしかたがあります。また、人によって、それぞれの刺激のしかたが、どのように脳を刺激するかも異なるでしょう。

しかし、これらの刺激は、基本的に「喜び」を引き起こすという前提でなされます。「喜び」というと解りにくいのなら、「ここちよい」「気持ちいい」「快感」から生まれる「喜び」ということができます。

興味深いことに、脳の細胞は、楽しいこと、嬉しいこと、気持ちいいこと、ここちよいこと……があると、「ふえる」性質があることが、最近わかってきたのです。このことについては、本書の後半であらためて述べますが、脳の細胞が「ふえる」という発見は、驚くべき発見であるのです。

なぜなら、脳細胞は、日々刻々死滅して、再びふえたりしないと教えられているのですから。もちろん、この「死んだ細胞」が生き返るわけではありません。残っている細胞が、分裂してふえてくるのです。これは年をとっていても関係ありません。おもしろいことです。

話をもとに戻します。赤ちゃんもそうなのです。両手でマッサージのように触って上げると、成長がうんと早くなります。アメリカでは、「タッチ・クラブ」といったような集まりをもうけて、さかんにこの「なでる育児」をやっています。それはもう、大人でも子どもでも同じです。「ふれること=タッチ」というのは、すごく大事なんです。

でも、昔の日本人は「ふれること」が苦手です。外国人は、握手したり、抱き合ったり、キスしたりします。でも、日本人はおじぎだけでした。もっとも、日本でも今の若い人たちは、あまりスキンシップに抵抗はないようです。これはこれで、医学的には、いいんじゃないでしょうか。節度さえ守れば。

●医者の言葉の大切さ

プラシーボの話のつづきをします。

とある大病院で、つぎのような調査が行われました。さして症状の深刻でない患者さん数十人に対して、医者はつぎのように言いました。

「もう幾日でよくなりますよ」

こう告げられた患者さんの六〇パーセントにおいて、二週間以内で症状が軽減したそうです。さて一方、同じ症状の患者さん数十人に対しては、つぎのように告げました。

「あまり原因がわからないですね」

このように告げられた患者さんの四〇パーセントにおいて、症状が改善しなかったそうです。もうおわかりのように、これは患者さんが医師の言葉に、いかに影響を受けるかということをよく示している実験だと思います。

さて最近では、医療技術の進歩もあり、また患者さんの医学知識もありで、病気の原因や身体の悪いところが、医師の診察を受ける前から、わかっていることが多いようです。自分で自分の病気のことはわかっているわけです。

にもかかわらず、患者さんは医師に聴診器を当ててもらいたいようです。

「医者の言葉で安心させてほしい」

というような心の奥底の切なる願いがあるのかも知れません。しかし、患者さんが安心したからといって、その効果を生理学的に研究しても、皮相的な結果しかでないものです。俗にいう「ホルモンの分泌がよくなった」「神経の緊張がゆるんだ」「免疫機能が向上した」というようなものですが、この程度の変化で、難病の末期ガンが、一気に治ったりするものなのでしょうか?

どうも違うように思えてきます。ホルモンや免疫や神経の働きが、生理機能を大きく変えることは事実です。しかし一気に激変させるものなのでしょうか。私たちの身体と精神の関係は、まだまだ未知の部分が多いようです。未知の部分があることを、医者もまた理解する必要があるようです。

●「統計の言葉」の功罪

医者は患者さんに話をするとき、だいたいいつも「統計の用語」を使って話します。学者だから、当然、統計的な事実に裏づけられたことを話したがるのでしょうが、それが時に、専門家でさえ理解に苦しむ場合があるのです。

たとえば、ある患者さんがガンで、手術をうけるべきかどうか、というときに、

「あなたの手術が成功する確率は五〇パーセントです」

などといわれたら、この患者さんはまず自分の病気の深刻度に胸を痛めます。と同時に、五〇パーセントだというその根拠を理解することが非常に困難になります。それどころか、説明している医師も、その統計の根拠をしっかり理解できていない場合が多いのです。

しかし最近では、このような「統計的な言い回しをやめよう」という意見がだされています。たとえば、つぎの二つの説明を比較してみて下さい。まず確率の言葉を用いた例です。

「直腸ガンの確率は、〇・三パーセントである。その時に血便のでる確率は五〇パーセントである。しかし直腸ガンでなくても血便のでる確率は三パーセントである。もしあなたの便が血便なら、あなたが直腸ガンである確率は、どのくらいでしょうか?」

この問いに対して、ハーバード大学の医師二四人の中で、正解をだすことのできた医師は、わずか一人だけでした。ところが一方、つぎのように言い換えられた問いもだされました。

「直腸ガンの発症では、一〇、〇〇〇人につき三〇人がガンになる。このうち一五人が血便である。しかし直腸ガンでなくても、一〇、〇〇〇人の中で三〇〇人が血便になる。この血便を出す人の中で、何パーセントの人が直腸ガンだろうか？」

このように言い回しを変えても、おそらくみなさんには理解が難しいのではないでしょうか？　しかし専門家は、七五パーセント（また統計的ですが）が正解をえました。

その答えというのは、血便を出す直腸ガンの人は、一〇、〇〇〇人の中の一五人ですから、三〇〇人の血便を出す人の中の一五人、すなわち血便を出す人の五パーセントが、直腸ガンである……というものです。

医学の診断においては、疑わしい場合には、さらに検査をして、診断を確定しますから、もちろん確率だけで診断されることはないのがふつうです。確率の解釈が非常にむずかしく、特別な知識をもつ人以外、ちゃんと説明できないからです。

しかし最後の段階、つまり、手術をして無事ガンが取り除ける確率がどのくらいなのか、そもそも手術をすべきなのか……という問題になると、それまでの情報を組み合わせて、確率的に判断するしか方法がないのが現状です。

医学の診断の「正・誤」は、生死を分ける問題です。したがって、本当に重要な結論をだす時には、一人の医師のいうことを鵜呑《うの》みにせず、いろいろな意見を聞いて、最後は自分が判断するしかないと思います。

だから、医師を信頼することは非常に大切です。しかし重大な局面においては、数名の医師に相談することも悪いことではないと思います。

●患者さんに与える影響の大きさ

紀元前四〇〇年ごろ、ヒポクラテスは、

「重病の患者でさえ、医師の治療に満足するとき、健康を回復することがある」

と述べています。またヒポクラテスは、これまで述べてきたように、治療の際に重要なことは、どのような薬を与えられるかということよりも、その薬が、医者から患者さんにどのように与えられるかが重要である、つまりそれは、薬が与えられる場全体の雰囲気そのものが重要なのだ……とも述べています。

近年、このような「医師と患者の関係」については、いろいろと研究されています。最近もある研究機関で、その問題に関する報告が検討されました。

その結果、どの研究報告においても一致した見解は、あたたかく、親しみのある態度をもちつつ、患者さんに「だいじょうぶですよ」というような言葉をかけ、病気が回復するという気持ちを与えることができる医師は、事務的で形式的な態度に終始して仕事を行う医師、つまり患者さんに回復の希望をもたせることをしない医師にくらべ、より有効な治療効果をもたらす、ということが明らかになりました。

医者の言葉に、患者さんが敏感に反応することを示す例を、このほかに紹介します。

ある医師は、胸部の痛みを訴えてきた患者さんが再検査を受けるとき、

「これは、痛みをもう一度起こして、それを調べる検査です」

と告げました。しかし別の日に、同じ症状の患者さんに対して、この医師は、ただ単に

「異常を見つける検査ですよ」といいました。もうおわかりのように、検査で痛みを感ずる率が高かったのは、前者の方だったそうです。

また別の医師は、検診で高血圧が見つかった患者さんたちに、

「再検査をしたら、今度は血圧は高くないでしょうね」

といいました。ところが別の機会に、同じ高血圧の患者さんたちに、

「この様子では、再検査でも高い値がでるかもしれません」

といいました。血圧が低くなるケースが多かったのは、もちろん前者の方でした。

また、医師にはっきりと「診断名を告げられた」患者さんは、「病名がはっきりしない」と告げられた患者さんよりも、二週間後の回復の状態がよかったという報告もあります。

このように、医師の言葉に、患者がいかに敏感であるかがわかりますね。

でも、きわめつけは、つぎのエピソードです。

「医の倫理」で有名な、オックスフォード大学のウィリアム・オスラー教授が、回診のために病室に入ると、もうそれだけで患者は病気が治ってしまったのではないかと思わせるような、嬉々《きき》とした様子になったと弟子たちが報告しています。

医の原点はここにあります。今こそ、医学教育には、心の教育が必要なのです。最新の医学の知識と、患者の回復へと向かわせる人間性を、どのように兼ね合わせてもつかが、今後の医学教育にとって、もっとも重要な課題だと思います。

●医学の倫理とは？

これまでの医学では、とにかく患者を「一分でも長く生きながらえさせる」ことこそが、その使命だと考えられてきました。私たちもそのように教育されてきました。

しかし、医療技術の進歩に伴い、脳がこわれて、意識がなくなり、ただ息をするだけになってしまった患者さんをどうするか、という問題がでてきました。

いわゆる植物人間の状態になった患者さんに、医師や周囲の人間はどう対処するかという問題です。これは単に治療の分野だけの問題でなく、生命倫理や人権の問題に関わってきますから、最終的には政治や法律の問題になってきます。

脳死状態や筋萎縮性側索硬化症《きんいしゅくせいそくさくこうかしょう》（ＡＬＳ）のように身体が全く動かない患者さんとその家族が、もし望むならば、あなたは、安楽死や尊厳死を認めるでしょうか？　現在、オランダや米国のオレゴン州では、それが認められています。

生命の尊厳を保つためにも、あまりに悲惨な、苦しい末期を迎えさせないようにすることも、医療の一つではないだろうか、という議論もあります。いわゆる「終末医療」の考え方です。

フランスなどには、生命維持装置を外すかどうかを決定するのに際して、政府のガイドラインがありません。そのため、いろいろな病院で、この問題をどのように扱うか、いろいろ議論がなされました。

この結果、救急手術あとのＩＣＵ（集中治療室）で、一一パーセントの患者さんが、生命維持装置を外すか、あるいは使用しないという決断をしました。この内わけは、四・六パーセントの患者さんが「使用しない」という決断で、六・四パーセントの患者が「継続しない」という決断でした。

しかも、ＩＣＵでの死者の五三パーセントにおいては、生命維持装置の使用を制限するという決断がされており、さらに、スタッフが同意した場合には、装置の撤去にまで進んでいました。

もはや助からない状況がいつまでも続き、しかも患者さんが依然として苦しみ続ける場合、「延命」がどこまで患者本人にとって欠かせないことであるのかは、これからの医療の現場において、さらに大きな問題となっていくでしょう。

もちろん、植物人間になっても、多くの家族は「このまま生きていてもらいたい」と思うでしょう。しかし「このまま植物人間のままでいさせるのは可哀相」と考える家族も多いでしょう。

「生きる意味があるときに、はじめて人は生きているのだ」という考えもあります。しかし一方、何もせずに、無為にのほほんと生きていても、生きるいのちの尊厳がそこにはあります。

だから、「どこで延命を止めるか」という判断は、きわめてむずかしいということができます。生命は、最後の瞬間まで生きようとします。ここらへんでやめておこう、と考えるのは人間だけかも知れません。

●いのちの人権

「生命の尊厳」や「生命倫理」についての論議は、本当に何日も何日も、話し合わなければならないほどの難しい問題だといえます。医学、倫理、宗教、政治、法律など、さまざまな問題がそこにからんでくるからです。

右に述べた「尊厳死」の問題もそうですし、「クローン技術」や「遺伝子診断」「遺伝子操作」の問題なども、きわめて難しい問題をはらんでいます。

このあとで、「ES細胞」について述べますから、クローンの問題にもふれてみたいと考えていますが、ここでは、遺伝子診断や遺伝子操作について、ちょっとだけ述べてみたいと思います。

遺伝子を診断したり操作したりして、生命を操作することは、昔から「神の領域」に立ち入ることであり、人間の踏み込む領域ではないと考えられてきました。人間が人間を選別したり、造りだしたり、改造したりするからです。

優秀な人の遺伝子ばかりを残して、優秀な人種だけを後世に残そうという考え方は、昔からありました。いわゆる「優生学」です。「進化論」で有名チャールズ・ダーウィンのいとこであるフランシス・ゴールトンがその生みの親だといわれています。

もともと「進化論」には、「適者生存」「優勝劣敗」「自然淘汰」というキー・ワードで表現されるとおり、この世の中は、生存競争の世の中であり、強い者が勝ち、弱い者が負け、最後には、最高の適者(fittest)すなわち最も優秀なる種族だけが生き残るのだという考え方があります。

もちろん、人類や他の生物も、生存競争に勝ち抜いたものだけが、生き残ってきたということができると思います。そのプロセスが進化という形に表れているのではないかと思います。

だからといって「勝ち組」がよくて「負け組」がダメだとは、いちがいにはいえません。

生命倫理は、生まれてくる子どもの人権を訴えます。「負け組」の子でも、「勝ち組」の子でも、同じように人権はあります。

優秀な男性の精子が売買されて、それを女性が買って、体外受精して、自分の子どもとして出産して育てるシングル・マザーがふえるようなことも、将来、ありえないとも限りません。

人間は、優秀でなければ、生きていく価値も権利もないのでしょうか？

生命とはなんでしょう。今一度、考えるときなのかもしれません。

●ＥＳ細胞――万能細胞という大問題

先に「造血細胞」について述べました。じつはこの細胞は「ＥＳ細胞」とよばれるものの一つです。

「ＥＳ細胞」というと、最近では、毎日のように、テレビや新聞でその関連のニュースや記事を目にしますから、一般のみなさんもずいぶんご存じではないかと思います。

これは英語では「embryonic stem cells」といいますね。「embryonic」というのは「胚性」ということです。「stem」というのは「幹」です。それで「cells」というのが「細胞」ですから、まとめて日本語では「胚性幹細胞」とよぶわけです。

私たちの卵子と精子が一緒になってつまり受精して合体すると、卵子（受精卵といいますね）が分裂してきます。これを「卵割」といいます。

そして分裂（卵割）を七～八回ほど繰り返した段階で現れるのが「胚」です。これは「発生」の早期の段階です。受精卵というのは、分裂を繰り返すことで、徐々に身体をつくる「細胞」になっていきます。

そしてこの七〜八回分裂した段階で現れる「胚」の中に、細胞ができてきますが、この中に、身体のどこにでもなれる能力をもつ「胚細胞」が現れます。いわゆる「ES細胞」です。

ここからさらに分裂すると、今度は「幹細胞」が現れます。「幹細胞」というのは、どんな細胞なのでしょうか？　それは、身体の中のそれぞれの場所で、それぞれの組織や臓器になる大もとの細胞を生み出す細胞のことです。

「これから脳細胞をつくるぞ！」

「これから心臓の細胞になるんだ！」

「これから血液をつくる細胞になってみせる！」

というふうに、細胞が考えるかどうかはわかりませんが、そういう段階の細胞（これを前駆細胞といいます）を生み出す細胞が「幹細胞」なのです。いわば「母なる細胞」ともよばれます。

まず「胚細胞」があって、そのつぎに「幹細胞」がでてくるのです。これは「胚」の初期の段階のときに、外胚葉《がいはいよう》・中胚葉《ちゅうはいよう》・内胚葉《ないはいよう》のいずれかが分化したもので、これらはそれぞれの組織や臓器の「幹細胞」になります。「胚葉」というのは、いわば〝細胞の集団〟のことです。外胚葉は、のちに皮膚や脳になる細胞の集団であり、中胚葉は、のちに組織を支える結合組織になる細胞の集団であり、内胚葉は、のちに肝臓などの内臓になる細胞の集団のことです。そして初期の胎児では、胚の外側に「外胚葉細胞」が、内側に「内胚葉細胞」があるのです。

さてもう一度、考えましょう。「ES細胞」とはどういうものでしょうか？「ES細胞」は「幹細胞」の一つです。しかしもっとも初期の「幹細胞」です。そして身体のすべての細胞になることができます。いわば「幹細胞」の大もとになる「胚」を形づくる「幹細胞」です。だから「胚性幹細胞」といいます。

「ES細胞」は、受精卵から身体のすべての組織や情報が発生するように、あらゆる組織や臓器に分化する能力があるので、ご存じのように「万能細胞」ともよばれます。

じつは、生殖細胞の先端には、五～九週くらいの段階なのに、身体のすべての細胞になれるES細胞があるのです。これをEK細胞（始源幹細胞）とよびます。

さて、以前は、人間のES細胞を取り出すことはできませんでした。しかし一九九八年、米国のウィスコンシン大学のJ・トムソンらの研究チームが、人間の受精卵の内部（胚盤）からこれを取り出すことに成功しました。

このES細胞を取り出すことができるとなると、それを使って「人間をつくる」ことさえできるようになるのです。同時に、これを医学の分野に応用できれば、難病治療に役立つものと考えられています。

しかし、これには倫理的な問題が多く発生します。人間の「胚」を扱うからです。あの「クローン人間」をつくる恐れがあるのです。たとえば、前述の「幹細胞」を、「胚盤（ES細胞）」の中に戻してあげるとします。つまりたとえば、あるラット（ラットA）の「幹細胞」を、別のラット（ラットB）の胚盤の中に入れると、ラットBから生まれてきた子どものあらゆるところに、ラットAの「幹細胞」の子孫があることになるのです。

またたとえば、本当は「脳になる」はずだった幹細胞であったとしても、これをES細胞の中に入れてあげると、さまざまな組織や臓器の細胞になることができるのです。つまり、ES細胞に戻ってしまうのです。

神経細胞の発達段階

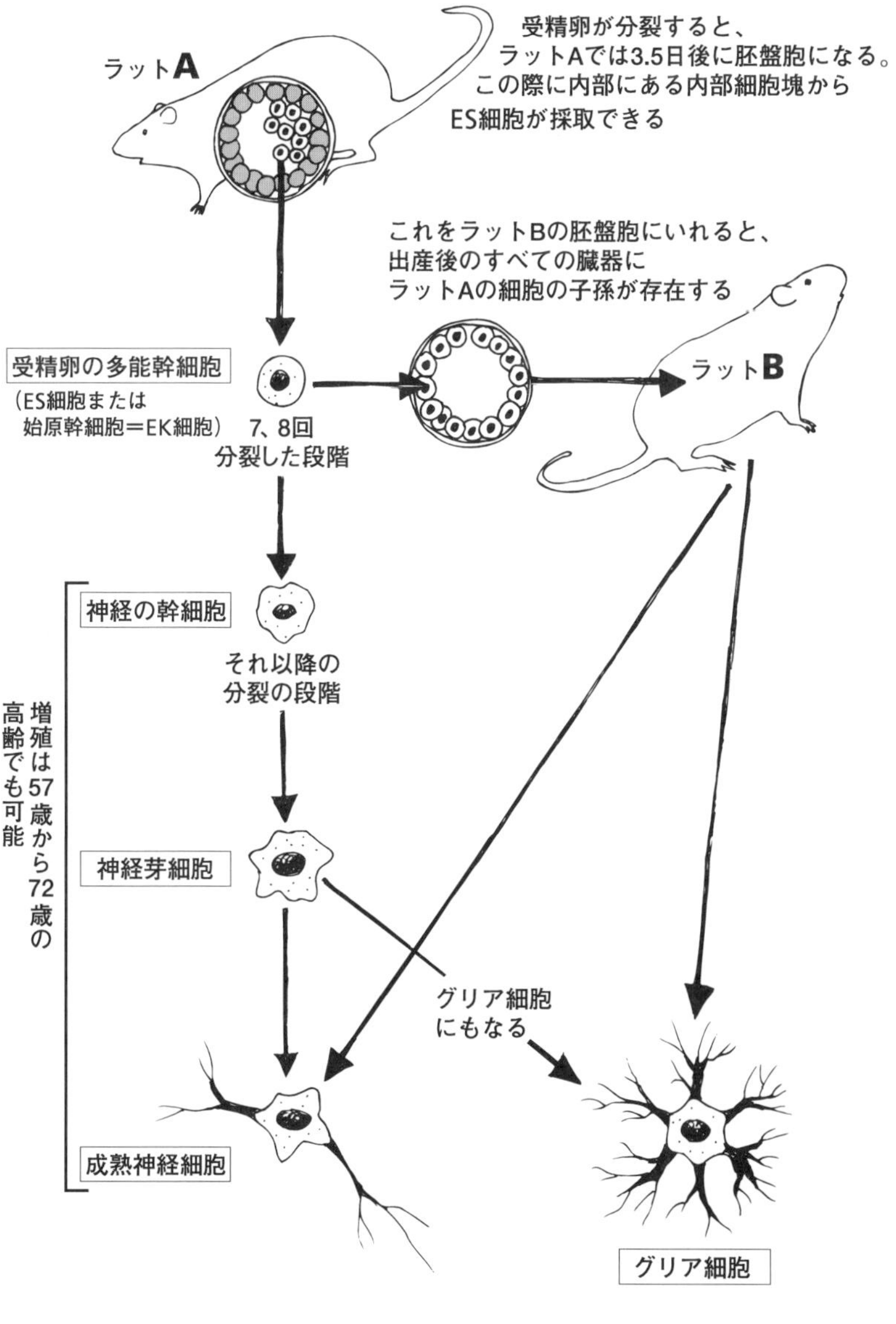
ラットA
受精卵が分裂すると、
ラットAでは3.5日後に胚盤胞になる。
この際に内部にある内部細胞塊から
ES細胞が採取できる
これをラットBの胚盤胞にいれると、
出産後のすべての臓器に
ラットAの細胞の子孫が存在する
ラットB
受精卵の多能幹細胞
（ES細胞または
始原幹細胞＝EK細胞）
7、8回
分裂した段階
神経の幹細胞
それ以降の
分裂の段階
増殖は57歳から72歳の
高齢でも可能
神経芽細胞
グリア細胞
にもなる
成熟神経細胞
グリア細胞

●臓器の復元と生命の尊厳

繰り返しますが、ES細胞が、一つ段階を進んで「これから〇〇になりますよ」というようになったのが「幹細胞」です。もちろん脳になるのは「脳の幹細胞」であり、心臓になるのは「心臓の幹細胞」です。この他、血液になるものもあれば、神経になるものもあります。このように、ES細胞というのは、幹細胞の親分ですね。大もとです。

しかしES細胞は、大きな問題をはらんでいるのです。たとえば、肝臓を病んでいる人がいて、ES細胞を使ってその人の「肝臓を復元しよう」と考えるとします。

それで、たとえばその人の皮膚の細胞から「幹細胞」を取りだして、誰かの受精卵から核を取りだして、その人の幹細胞を入れて上げると、その幹細胞はES細胞になって、やがてその人のクローンとして育つでしょう。これは一つのクローン技術ですね。

しかしそこまでやらずに、受精卵から育った胚盤の中に、その人の幹細胞を入れて上げると、それがES細胞になり、それを試験管の中で培養すると、その人の肝臓になる幹細胞ができてきます。これを病んでいるその人の肝臓に移植すると、それが肝臓になっていくのですが、そう簡単にはいかないですね。肝臓の細胞にはなるけれども、うまく組織を構築できないのです。

しかしこの方法は、パーキンソン病の治療のため、脳の幹細胞を復元したり、心臓の一部を復元したり……ということには成功しているようです。しかし肝臓の場合は、組織が複雑だから、これはむずかしいのです。

それで、この胚盤を、もう一度、女性のお腹に戻して、妊娠六カ月ぐらいまでの胎児に育てて、その胎児の肝臓を、病んでいる人の肝臓に移植するという方法が考えられました。

あるいは、流産や堕胎によって放棄された胎児から、早い段階のES細胞(つまり胚盤)を取りだして、病んでいる人の幹細胞をそこにいれると、それがその人のES細胞になりますから、そこから右のように妊娠六カ月ぐらいまでの「人間」をつくっておいて、この子の臓器をとりだして、病んでいる人の臓器に移植する……ことも起こりうるわけです。

こうなると、生命の尊厳も何もありませんね。当然のことながら、猛烈な反対論を引き起こします。人間を道具として使うことになるわけですから。

だから、ES細胞というのは、可能性は大きいけれども、重大な生命倫理も同時に抱えているのです。

Chapter.3

「うつ列島」が「喜び列島」になるとき

●不安から解放される思考法

何度も繰り返すようですが、「喜び」が、私たちの身体を元気に回復させます。

その生理学的な理由は、これまで述べてきましたし、またこのあと述べるとして、ここでは「喜び」の反対に位置する「不安」について述べましょう。

不安とは、私たちの喜びの心を邪魔するものです。将来に対する不安、仕事に対する不安、人間関係に対する不安、自分への評価に対する不安、何か失敗をするのではないかという不安……などいろいろあります。不安は、恐れでもあります。そしてこのような心があると、私たちはスンナリ喜べません。

では、どうしたら、このような不安から、私たちは解放されることができるのでしょうか？　それは不可能なことでしょうか？　不安から解放されるための名案があれば、人類はもっと幸せな社会を築いていたことでしょう。

ここで、一つの「ものの考え方」を提案してみたいと思います。脳を、コンピュータとしてとらえてみることです。

コンピュータには、いろいろな機能がありますね。文章を書く機能とか、計算する機能とか。これらの機能は、それぞれ箱に入っています。この箱を「ソフト」と呼んでいます。駅のコインロッカーのようなものです。

さて、不安になったり、ネガティブな考えが、あなたにまとわりついて離れないとしたら、あなたは、脳の中に「困ったソフト」が入っていて、それがあなたを混乱させているのだと考えてみて下さい。

そして、あくまで自分の「本体」は正常であり、脳の「働き方」（機能）にこそ問題があるのだと考えて下さい。そういう機能をしてしまうソフトが、あなたの脳の中にインストールされているのだと考えて下さい。

脳の中に、いろいろなソフトがある

もう一度、最初から考えます。

まず、コンピュータの機械そのものは、生まれたままの脳のようなものです。機能的には、真っ白です。DNAが設計した通りの、ハードとしての脳が、生まれたままの脳なのです。

やがて人間の脳は、成長するにつれて、外界のいろいろなことを記憶し、吸収することで、脳細胞をふやしていきます。というより、脳神経がふえて、回路が複雑になるといわれています。学校に入ると、もっといろいろなことを勉強して覚えることで、いろいろな知識や技術が身につきます。

一方、コンピュータの方はどうなっているのかというと、新しい技術を身につけることを、新しいソフトを入れるといいますね。

たとえば、ワープロ機能というのがあります。コンピュータで「書く」という技術は、「書く」という機能のためのソフトに入っている仕組みによって可能となります。ところが、もともとコンピュータに、この「書く」という仕組み（ソフト）は入っていません。だから、このソフトをパソコン本体に入れなければいけませんね。

これが脳だったら、学校で「書くこと」を習うことで、その知識が頭に入ります。しかしコンピュータの場合は、「書く」ための仕組み(ソフト)を、脳に入れる必要があります。これをインストールとよびますね。

つぎに、もしあなたが「図」を描きたくなったら、また別のソフト(図を描く仕組み)を入れる必要があります。こうして、一つ一つソフトを入れることで、コンピュータは、次第にいろいろな機能をもつようになるのです。

ところが、やがてソフトがたくさんふえてくると、情報量が重くなったりして、コンピュータも混乱してきます。そしてときどきソフトが開かなくなったりします。そして突然、「エラーがでました」などという表示がでたりしますね。

ひどいのは、それまで書いていた文章が、パッと消えてしまうことがあることです。「凍る」といって、ウンともスンとも動かなくなり、しかたなく「再起動」をかけざるをえないときもしばしばです。

しかし、コンピュータの場合は、リセット(再起動)をかけて、ふたたび動かすことができますが、脳の場合は、脳死になったからといって、リセットをかけるわけにもいきません。コンピュータの場合は、やり直しがききますね。もちろん、消えた文章は戻りませんが、中には、消えても覚えている利口な機械もあります。

●「不安のソフト」が稼働する

さて、コンピュータでは、つぎのような例はあまりないと思いますが、たとえとして述べてみたいと思います。

あるソフトが「開かない」というような異常なときに、別のソフトが開いてしまったというようなケースです。これを想定してみましょう。

たとえば、将来のこと、仕事のこと、人間関係のこと……などを考えていると、だんだん「不安でならない」といって悩むことがあります。何かを考えつづけていたり、繰り返し思い出したりしていると、不安になるような「仕組み」があるのです。

これは大脳辺縁系《だいのうへんえんけい》の帯状回《たいじょうかい》という部分が、活動しすぎることによって起こることがわかっています。そこで、帯状回にある「ソフト」が、開いてしまっていると考えてみましょう。

つまり、帯状回にある「不安のソフト」が開いてしまっているので、非常に不安になるのだと考えてみます。この時に帯状回は、異常に興奮しやすくなっていますから、いわば「壊れている状態」と見ることにします。つまり、ここの部分には「壊れたソフト」が入っていると考えてみてはどうでしょうか。

たとえば、何かをふと思い出しただけで、そのことが気にかかって頭から離れなくなり、不安が膨らんでいくとします。このとき、帯状回は、活動しすぎて壊れるのです。すると、不安のソフトが開いてしまうのです。つまり、ソフトに異常（エラー）が起きているのです。

それでもコンピュータの機能が正常に働いているときは、不安のソフトが開いて、不安や悩みが起こっても、つぎつぎに他のソフトが開いていき、それを処理する機能が働きます。しかし、ソフトが壊れた状態になると、他のソフトが開きにくくなります。そして不安のソフトばかりが開いてしまうのです。

このような状態が続くと、どうなるのでしょうか？　簡単にいえば、ふだん、とくに何かを考えていないときでも、不安が心の奥からわき出してきてしまうようなことが起こります。いやだと思っていても、不安になってしまう傾向は、こういうふうな仕組みになっているのだと考えてみてはどうでしょうか？

悩んでいるのは「わたし」ではない!

不況が、さらに深刻化しているような現在の状況にあっては、リストラの不安に苛《さいな》まれる人が、ますますふえてきます。

そのように不安が、日常いつもつづくようになると、私たちの脳の帯状回は、たえず刺激されている状態になり、不安のソフトが開いてしまうことになります。

こういうときは、多少強引にでも「別のソフト」を開くことがベストです。もともと不安のソフトが開くのは、帯状回で無理して同じことを考えつづけるためでした。だから、こんなときこそ、別のことに考えを移すとよいでしょう。

不安や恐怖がわいてきたら、

「これは自分ではない。自分の脳の帯状回の調子が悪いから、こういう不安のソフトが開いているだけなのだ。このソフトは直すことができるから、だいじょうぶだ」

と、自分に言い聞かせて下さい。そのとき、

「今、言い聞かせているこの自分と、不安をおぼえ、恐怖している自分とは違うのだ」

と、知ることです。「言い聞かせている自分」こそ、主人公であるあなたです。そして不

安を感じて恐怖しているのは、「不安のソフト」が画面上に映し出している「ニセモノ」のあなたです。それは画面上の一時的な働きに過ぎません。それは間違ったソフトが映し出すエラーの映像なのです。本当のあなたではありません。

そしてこのとき、別のことに関心を移してみましょう。趣味のことを考えてみる、カラダを動かしてみる、好きな人や大事な人のことを考えてみる……などです。

このとき、まだ不安がつきまとってきたら、

「わたしは、決してこのソフトの言うことなんか聞くものか！」

と、決意を固めて断言することです。そして好きなことに、自分の時間をついやすことです。そして、

「この方法で成功するのだ」

と心に決めましょう。ところが、敵もさる者で、心の奥の闇から、

「おい、こんなことしててどうなるんだ。あの心配ごとを考えなきゃ」

と、ささやいてきます。でも、これに乗ってはいけません。これは壊れたソフトの声なのです。この声を断固として否定し、

「今までと同じだったら、また不安の声に負けてしまう。もう声に負けない」

と反論し、一歩、前進しましょう。「思いを変える」ことは「ソフトを替える」ことです。あなたは、別のソフト、喜びのソフトをクリックするのです。そのためには、自分にポジティブな言葉をかけてあげましょう。

●明るい言葉を自分にかける

生長の家の創始者・谷口雅春師は、人間は「神の子」だと教え、「あなたが道を歩いているときでも、イスに座っているときでも、『今、神の子が歩いている。今、神の子が座っている』と、自分に言い聞かせよ」と教えています。私も以前、これをよく実践したものです。朝、大学に行く途中、「自分は神の子だ。いま、神の子が歩いている」と言いながら歩いたものです。このように、自分を、何か大きな存在と一体化させるという方法は、私にとってはもっとも効果がありました。

そしてこのような気持ち、つまり「前向きな言葉のソフト」を継続して使っていると、やがて「不安のソフト」は開かなくなってくる、ということを知ってください。

繰り返します。脳は、使っている回路ほど、その連絡が強くなり、ソフトが開くことになります。今までは、不安につながるソフトを開いていたのかも知れません。でも、今日からは、別の回路を使って下さい。もっというなら、喜びをもたらすソフトを、どんどん入れて下さい。脳の中を喜びのソフト、元気がでて、明るくなるソフトでいっぱいにして下さい。

それには、元気のでる、明るい言葉を、自分にいっぱい投げかけてあげてください。そうすると、明るい言葉のソフトができてきます。しかも、いつも明るい言葉をとなえているわけですから、明るい言葉によるソフトは開いたままです。だから、あなたはますます明るくなるでしょう。

脳は、コンピュータと似ています。よくよく冷静に眺めてみると、不安や悩みの克服法が見えてくるかも知れませんよ。

●喜びの知らせはどこにある？

プロローグでも述べましたが、私は最近、世の中から「喜び」がなんだか少なくなったような気がしてなりません。

テレビのスイッチをつけると、毎日、暗い深刻なニュースばかりが流れています。とくに今年(二〇〇一年)になって、小泉首相の構造改革にともない、不況が深刻になって、株価が下落するばかりだとか、失業者の数がふえたとか、米国の格付け会社が日本の国債のランクを下げたとか……。

経済の話ばかりではありません。中学校教師が中学生相手に援助交際しているとか、歌舞伎町の雑居ビルが火事になったとか、少年の凶悪犯罪が激増しているとか、タレントのだれそれが大麻や公務執行妨害で捕まったとか……ともかく毎日、事件の報道がたえません。

これにトドメをさしたのが、米国で起きた同時多発テロです。史上類を見ない大規模なテロの、映画のシーンを上回るような衝撃的な映像が、連日連夜、放映されました。数千人の犠牲者を出しただけでなく、米国経済に大打撃を与え、さらには新たな戦争さえ引き起こしたのですから、歴史的な大事件でした。そしてこの報道が延々と繰り広げられているのです。

マスコミは、もともと暗いニュースが好きなのかもしれませんが、そういうニュースばかりをピック・アップして、あおっているような部分はあると思います。

こうも日本国内を混乱させるような報道ばかり流されると、「日本はダメだ」という雰囲気が生まれてきます。「日本はダメだ」ということは、その日本に住んでいる日本人である自分がダメだということになります。

もちろん、画面で流されるのは暗いニュースばかりではありません。明るい話題も流されます。しかし全体的には、どうも「喜び」の量が少ないようです。若者向けのバラエティ番組はあるようですが。

あえていうのも気が引けますが、「喜び」の背後には「希望」があります。将来への明るい希望、これがあると、人間は「元気」になるのです。政治や経済をはじめ、世の中のいたるところで、希望の光が求められているような気がしてなりません。

その一つに、医学・医療の世界があると思うのです。世はまさに「バイオ・ブーム」ですね。製薬会社をはじめ、世界中で「遺伝子ビジネスをしよう」という機運が高まっています。クローン人間も、遠からずつくられるでしょう。遺伝子診断で、子どもの生み分けが行われ、新しい優生学がやってくるかもしれません。

しかし、これらのニュースは、私たちの心をあまり明るくさせませんね。医学もとうとう「神の領域」にまで進出しはじめた、といわれていますが、人間の考え方が、正しくまとまらないうちに、科学技術だけがどんどん進歩して、ひとり歩きをしはじめることで、取り返しのつかない事態にならなければよいのですが。

これとは別に、私たちの細胞には、アポトーシスといって、はじめから「死」がプログラムされているという話や、耐性菌《たいせいきん》といって、抗生物質が効かない細菌がつぎつぎと現れてきたという話や、多重人格やトラウマによる心身症の話など、私たちを悲観的にする話題が、ほかにもいっぱいあります。

このような社会の雰囲気は、私たちを暗澹《あんたん》たる気持ちにさせてしまいます。ですからなおさら、人々に希望を与えるような話、とくに医学の話は、どこかにないのでしょうか？

これが私の願いです。

●心は脳にある？　心臓にある？

「喜び」とは、何でしょう？　人はなぜ喜ぶのでしょう？　このことをちょっと考えてみましょう。

まず、身体にあって、心と直接、関係のある場所はどこかと聞くと、だれもが「それは脳じゃないの？」と答えるでしょう。

では、脳と心はどのような関係にあるのでしょうか？　その昔、釈尊《しゃくそん》は、脳（身体）は

「松明《たいまつ》」のようなもので、心はそれに灯《とも》る「明《あ》かり」のようなものだといいました。松明がなければ、明かりは灯りませんが、松明と明かりは同じではありません。

これと同じように、脳は、構造物であり、心は、その構造にもとづく「働き」だということができます。脳がなければ、心はありませんが、脳と心は同じではありません。

ちなみに現代では、「心は『脳』に宿る」と考える人が多いのでしょうが、エジプト時代は、「心は『心臓』に宿る」と考えられていました。

エジプト人は、死後、天国のような次の世界に行くと考えていたようです。しかし、そこが喜びに満ちた世界であるのか、苦しみに満ちた世界であるのかは、神によって審判されることだと考えていたようです。

驚くことに、エジプト人たちは、自分の心臓には、自分の生前おこなった行為がすべて記されており、審判者はこれを読んで、死者をどちらに行かせるかを決めると考えていたようです！

だからエジプト人たちは、ミイラをつくるときに、心臓だけは別の壺に入れて保存して、審判者がこれを見ることができるようにしていたようです。このために、心臓はミイラ化されませんでした。だから、心臓をもとに、古代人の身体を研究するということはできませんでした。

それはさておき、古代エジプト人は、空気、液体、そして固形物までも、摂取したものすべてが、血管・神経などを通して、すべての臓器に運ばれると信じていました。だから、心臓がすべての大もとだと考えていたと思います。

このように、古代エジプト人たちは、心臓を重視したという形跡はありますが、脳の機能を重視したという形跡はないようです。ただ、紀元前一六五〇年頃のパピルス記録によると、「頭蓋骨《ずがいこつ》の損傷《そんしょう》」と「神経の異常」とを関連づける記述があるのです。

しかし、このような記述があるにも関わらず、脳に命令を与えているのは、やはり心臓であり、心臓からの神経が脳につながって、いろいろな作用を起こしていると考えていたようです。

しかしギリシャ時代になると、アリストテレスなどは、依然として心は心臓にあると考えていたようですが、多くの学者は、すでに心は脳にあると考えはじめていました。

●ガルの探求——脳の構造学

脳の構造が解ってきたのは、一九世紀になってからです。といっても、当時は、脳の細かい構造などは解らず、脳は全体として機能していると考えられていました。

しかし、フランツ・ヨーゼフ・ガル(1758～1828)という学者が現れ、脳はその場所によって、働きが異なる仕組みがあるということを言い出しました。

ガルは、一七五八年、ドイツに生まれました。医学を学んだ後、当時、文化の中心だったウィーンに渡り、そこで名声を博しました。そして皇帝フランシス二世の侍医に推挙されるほど出世したのです。

当時、人気のあった学問に「人相学・骨相学」がありました。もっとも、人相とか骨相とかいっても、「顔」だけを扱うわけではなく、身体全体を扱っていました。したがって、多くの医師は、身体の形、なかでも「顔の形」と性格を結びつけようとしていたわけです。もちろんガルも、人相学・骨相学者の考えに、賛成はしてはいましたが、彼の最大の関心は、じつは「脳」だったのです。

彼は、大脳の外側の層である大脳皮質は、いくつかの本質的な機能をもった部分が、寄り集まって構成されていると考えました。というのも大脳には、出っ張ったところがあるかと思えば、引っ込んだところもあるからです。彼は、このデコボコの構造が、頭蓋骨に現れているのだと考えました。

さてこのように、脳は「部分によって働きが異なる」というガルの発想は、じつは彼の子ども時代の思い出にまでさかのぼるのでした。彼が九歳のときです。同級生に抜群の記憶力をもつ友だちがいました。記憶力に自信のなかった彼は、この同級生の記憶力が凄かったことを、後年までずっと覚えていました。

しかし大学を卒業する頃になって、ガルは、ふとこの友だちが「突出した両の眼」をもっていることを思い出しました。そしてそのことが、友人の記憶力の強さと関係するのではないかと思いつきました。だから、眼の後ろの方には、記憶に関係する場所があり、そこが発達すると、眼が飛び出すのだと考えました。

このことからガルは、脳は、いろいろな部分がモザイク状に集まってできていて、そのおのおのが決まった機能を発揮しているのだと考えたのです。その結果、彼は脳には二七の区分があり、そのうち一九は動物にもある区分だとしました。おのおのの区分には、おのおのの機能があるわけですから、二七の区分は二七の機能を意味します。

動物と同じ機能というのは、生殖本能とか所有欲とか、子どもを愛する気持ちなどのことを指しました。一方、人間に特有の機能というのは、知恵とか宗教心とか、詩的な情緒などのことを指しました。

●脳機能の「局在論」

ガルは、脳の中でも特に「前頭葉《ぜんとうよう》」には、人間の脳のみがなしえる重要な機能があって、それは社交性や人間性などに関係するものと考えました。一方、動物と同じ機能のある部位は、脳のもっと後ろか下の方にあると考えました。動物の前頭葉が、人間に比べて小さいことが、彼の意見のもとになっているのでした。

この他、彼は多くの有名人や犯罪者にインタビューを敢行して、それと同時に取材対象者の頭蓋の様子を詳細に記述しました。このことによって、おのおのの性格と頭蓋骨の形の比較をしました。

またときには、死者を墓から掘り起こして頭蓋骨の形を調べたり、肖像画から故人の頭蓋骨の形を調べたりして、その人の生前の性格との関係を研究しました。

このような過激な研究をしていると、当時のヨーロッパでは、当然、カトリック教会が黙ってはいません。教会のある権威者は、ガルの主張は、心を、脳のある部分や物質と結びつけるものだとし、これはキリスト教の教義に反するものだといって反論したのです。

つまりガルは、無神論者で物質主義者だというレッテルを貼られたわけです。

このようなことがあって、ついにフランシス二世は、教会の意向を受けて、ガルに手紙を出しました。もちろんその内容は、ガルの考えは、人心を混乱させるものであるため、オーストリア内での講演活動を禁止するというものでした。

ガルはとうとうオーストリアを去って、ヨーロッパ各地を講演して回るようになり、最後はパリに移りました。解剖《かいぼう》に長《た》けていたガルは、講演に際して、脳の解剖を聴衆に示しました。こうして多くの解剖学者が、ガルの解剖の腕に感銘を受けました。

もちろん、ガルの成果については、現在から見れば、多くの誤りもあります。しかし彼は、脳の機能分担、つまり脳の機能の「局在論」を主張した最初の人だったのです。

●脳の構造――知覚の宇宙

二〇世紀にはいると、脳外科医などがつぎつぎと、脳の機能検査を行い、これらにより、脳の機能分担という考えは、確固たるものとなっていきました。

さて、脳というのは、その表面の層にだけ神経細胞が集まっているわけではありません。脳の内奥の方にも、神経細胞が固まっている「核」という場所があるのです。

よく知られていることですが、神経細胞には長い突起(神経線維)があり、これが別の神経細胞とつながって情報を伝えます。たとえていえば、神経細胞は、長い手をのばして、別の神経細胞からのびてきた長い手と、いわば「手を結ぶ」わけです。神経細胞と神経細胞の間には、多くの突起が縦横に走っていると想像してみてください。

前述のように、脳を外側から見ると、多くのデコボコがあります。この脳ですが、全体を大きく四つに分けることができます。前方を「前頭葉」といいますが、そのいちばん後ろに「運動野《うんどうや》」といって、手や足や顔などの運動を司る部分があります。

頭（脳）の上の方を「頭頂葉《とうちょうよう》」といいますが、このいちばん前（運動野のすぐ後ろ）に「体性感覚野《たいせいかんかくや》」という部分があり、ここで手や足や顔の感覚（痛み、触覚など）と味覚の場所があります。

脳の後ろの方を「後頭葉《こうとうよう》」といいますが、ここには「視覚野《しかくや》」があり、私たちが見たものの「像」がここに映し出されます。さらに耳の奥、つまり脳の横の方を「側頭葉《そくとうよう》」といい、ここには「聴覚野」があります。さて、五感のうちで嗅覚《きゅうかく》は、鼻から神経が入り、嗅球につながり、ここから「辺縁系」につながります。

また脳には、聴覚野や視覚野に割り当てられている部分以外にも、知覚に関係する大きな領域があります。前頭葉の前方（前頭前野）には、広い部分があります。この部分を「連合野」といい、見たものが誰であるか、聞いた声が何をいっているのかをまとめるところです。

さて大脳は、右と左にわかれています。この両者は「脳梁《のうりょう》」でつながっています。脳梁は、左・右の脳の神経細胞の突起が通る場所です。この脳梁から、脳を真っ二つに切断すると、その真ん中には「中隔《ちゅうかく》」という薄い壁があります。そしてその奥に「視床《ししょう》」があり、またその下には、本能や自律神経をつかさどる「視床下部」があります。

つぎに大脳を透かして見ると、そこには、尾状核《びじょうかく》、被殻《ひかく》、海馬《かいば》、扁桃《へんとう》という四つの部分が連結しているのです。

このうち、尾状核と被殻、そして被殻の内側にある淡蒼球《たんそうきゅう》を、「大脳基底核《きていかく》」とよびますが、これは進化の過程でたどった爬虫類《はちゅうるい》のような、もっとも古くからいる動物がもつ脳です。威嚇《いかく》・恐怖・なわばり争いといった本能行動を支配しています。

つぎに、海馬、扁桃、帯状回を「辺縁系」とよんでいます。これはもともと爬虫類の脳にはなかったのですが、温血動物、特に哺乳類《ほにゅうるい》になってから発達した脳だと考えられています。怒り・恐怖・愛情・喜びなどの感情と、感情の記憶が宿るところです。

尚、さらに海馬は、高等動物になってから「記憶の入り口」になりました。しかしここでも感情を引き起こします。

これらの古い「本能の脳」を上から覆《おお》い、理性でコントロールしているところが「大脳皮質」です。特に「前頭葉」の働きは重要です。

●感情を左右する物質——ドーパミン

さて「感情」ですが、これは、右記の「辺縁系」の働きです。

じつは脳内には、そこを刺激すると、「快感」を感じる場所があります。そこは「側坐《そくざ》核《かく》」や「中隔核《ちゅうかくかく》」と呼ばれるところです。ここを電気で刺激すると、動物は何度もそこを刺激してほしいと望みます。気持ちがいいからです。

人間でも、ここを刺激すると不安がなくなり、落ち着いた気分になるといいます。ここで作用する脳内物質が、ドーパミンであることもわかりました。ここに延びてきている神経の末端からドーパミンがでるのです。

ここでドーパミンは、側坐核や中隔核の細胞の受容体と結合し、これらの細胞を刺激します。すると、動物も人も快感を感じるようになっています。

では、側坐核や中隔核に突起を送っている細胞は、どこにあるのでしょうか？　それは脳幹《のうかん》の中脳にある「中脳腹側被蓋《ふくそくひがい》」にある細胞からでてくる突起です。これが、側坐核や中隔核、さらに前頭葉などにつながっているのです。

もし、ドーパミンと受容体の結合を妨げる物質を与えるなら、動物は快感を感じなくなり、刺激を望まなくなります。じつはパーキンソン病の際にも、ドーパミン神経が傷害されます。このとき患者は、運動がにぶくなります。アトランタ五輪の聖火ランナーで、最後のランナーとなって、ふるえる手で聖火を点火したモハメッド・アリさんも、パーキンソン病で有名です。

繰り返します。中脳の腹側被蓋の細胞はドーパミンをつくり、これが突起の中の管を伝わって、側坐核や中隔核の近くの神経末端に蓄えられます。これが刺激を受けて放出されると、側坐核や中隔核の細胞膜の受容体に結合し、側坐核や中隔核の細胞を刺激し、これが快感として感じられるのです。

たばこのニコチンは、ドーパミン神経を刺激し、ドーパミンの放出を促進します。だから、たばこを吸うと快感を感じるのです。やめられないのです。

前頭前野による辺縁系の抑制

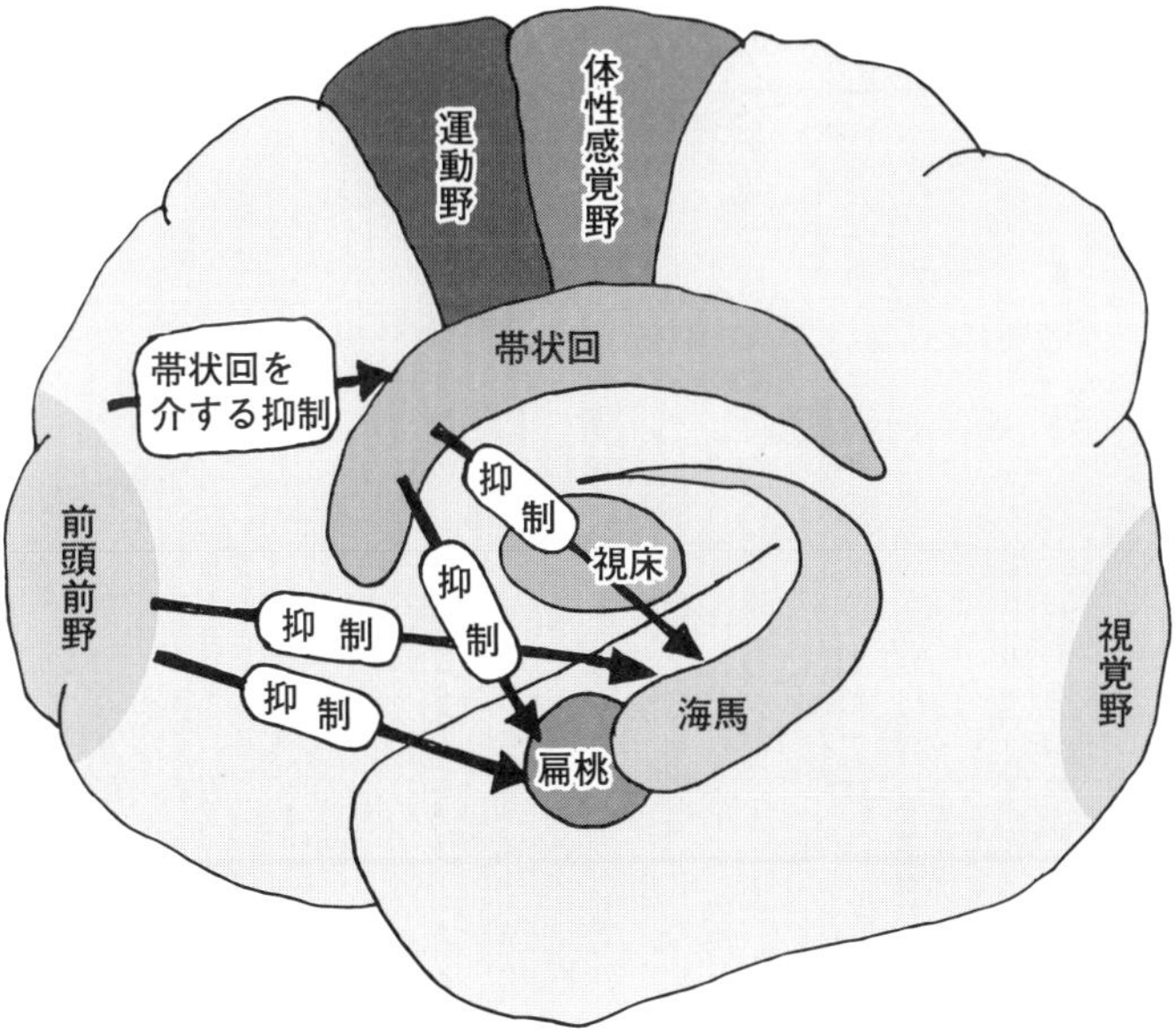

ふつうは前頭葉が直接、または帯状回を介して、
扁桃や海馬を抑制して、感情の爆発をふせいでいる。

レゼルピンとセロトニン

ところで、前述の「インド蛇木《じゃぼく》」を思い出してください。これはヒンドゥーで使用される精神安定のための植物でしたね。このインド蛇木は、スイスの製薬会社によって分離され「レゼルピン」と名づけられました。

このレゼルピンですが、血圧を下げる働きがあります。だから高血圧の患者さんに処方されました。ところが、処方された患者さんの中から「うつ状態」を訴える人が現れたのです。そしてそれがついに、自殺者までだしました。

なぜでしょうか？ この理由は、レゼルピンを処方された患者さんの脳内では、セロトニンという脳内物質が減少していたためであるとわかりました。

一方、これを反面教師として、脳内のセロトニンをふやすことで、うつ病の治療ができると考えられました。その薬としてつくられたのが「プロザック」でした。

セロトニンは、脳内では、どのように働くのでしょう？ セロトニン神経の細胞は、脳幹の橋にある「縫線核《ほうせんかく》」に位置します。この細胞は、セロトニンをつくります。つくられたセロトニンは、突起の中の管を伝わって、突起の末端に送られて蓄えられます。

そしてセロトニン神経は、「縫線核」から突起をのばし、辺縁系の海馬、扁桃、そして不安などに関係する線条体《せんじょうたい》、視床下部、前頭葉など、いろいろな場所につながっています。そしてこの神経を刺激すると、動物も人間も「満足感」をもつのです。

ここでは、私たち人間の感ずる「快感」というものを、ドーパミンやセロトニンなどの脳内物質の働きから少し考えてみました。たしかに、心に対して、脳というのは「物質」です。この物質が、宇宙的な世界を、じつに繊細に構築していて、しかもその宇宙の中にいろいろな機能をする「場」が決まっていて、「場」と「場」の情報交通を担うメッセンジャーとしての「脳内物質」が忙しく働いているわけです。

このように、人体とくに脳は、それ自体、複雑な宇宙なのです。しかしこの宇宙は、それだけで完結しているのではなく、「心」という機動エンジン&ハンドルで操縦されるべきものなのです。

脳の進化――基底核・辺縁系・新皮質

私たちの脳には、約一、〇〇〇億個の神経細胞があり、そしてこれらを支える「支持細胞」とでもいうべき「グリア（膠細胞《こうさいぼう》）」が約二、〇〇〇億個もあります。

これだけでも驚きなのですが、この中でもっとも大事なのは、大脳の表面、四～六ミリのところにある「大脳皮質」の細胞と、大脳の内部の「核」というところにある細胞だと私は考えています。

というのも、もともと進化の過程における爬虫類の段階では、その脳には脳幹と大脳基底核しかなかったのです。大脳基底核とは、前にも述べましたが、尾状核、被殻、淡蒼球のことで、このうち、尾状核と被殻を「線条体」といいます。

大脳基底核の役割は、前述のように、威嚇・恐怖・なわばり争い、そして闘争本能などで、いわゆる原始的な本能の場だといえます。

しかし、哺乳類にまで進化すると、子どもの保育という問題が起こります。すると、子どもを守るために、愛情という情動の仕組みができてきました。これが「辺縁系」という部位の仕事です。辺縁系は、基底核をおおうような形で存在します。扁桃や海馬などは、辺縁系の重要な場所でしたね。

しかし、この哺乳類がさらに進化すると、認識、判断、理解、意思の疎通などといった、高度な脳の働きが必要になってきました。そしてこれらは辺縁系の外側に形成されました。これと同時に、辺縁系は脳の隅の方に追いやられてしまったのです。

これが「辺縁」の意味なのですが、つまりその外側は、新しい神経細胞でおおわれるようになったのです。これが大脳皮質、または新皮質とよばれるもの起源です。

●構造が意味する脳生理

ご存じのように、哺乳類は、赤ちゃんはまず子宮内で、ある段階まで育ちます。そして時期が来ると、産道《さんどう》を通って分娩《ぶんべん》されます。生み落とされるわけですね。

もちろん、産道の大きさには限界があります。だから、どの段階まで成長して、外にでてくるのかが問題となるわけです。

とくに問題は、骨でおおわれた頭(頭蓋)です。これがあまり大きいと、外にでられません。出産できないわけです。

しかし生物は、進化して高等になるにつれ、脳細胞の数がふえてくるのは自然の摂理です。そして脳細胞がどんどんふえてくるにつれて、脳自体もどんどん大きくなっていきます。こうなると、右のような産道の問題が起きてきます。

このむずかしい問題を解決したのが、脳の「ひだ」だったのです。

マウスの大脳の表面は、つるつるの平らで、シワがありません。ところが、ラットの大脳になると、シワができています。ラットの大脳にシワがあるのは、ラットの大脳の表面積が、マウスのそれよりも大きい(広い)ことを意味します。つまりより多くの神経細胞を獲得しているのがラットなのです。

適切なたとえではないかもしれませんが、東京やニューヨークなどのメガロポリスでは、土地の面積が限られていますから、高層建築にして、より多くの居住空間を創出しようとしますね。脳の面積の問題もこれと同じです。

つまり大脳のシワが多いほど、神経細胞が密集していることになります。このようにして、大脳皮質には、シワと溝ができました。

神経細胞の発達は学習程度に比例する

神経細胞の発達の話をしましょう。前に述べたように、神経細胞は、長い突起と細胞体からなっています。突起というのは、次第にのびて、他の細胞の突起と手をつないでいき、さらに枝分かれしていきます。人間の脳の神経細胞も、このように生後どんどん発達します。

前述のように、神経による情報の伝達は、この突起（神経線維）を通ることで行われますから、突起が長くて、分岐が多いほど、その回路は複雑にはりめぐらされていることになります。するとこれは、脳の機能が発達していることを意味します。

さて、赤ちゃんは生後三週間で、神経細胞の突起をどんどんのばしはじめ、枝分かれをふやしていきます。そして八カ月もすると、神経細胞の突起は縦横にのびていて、それぞれが互いにシナプスで連絡し合うようになります。

問題は、神経の突起が、どのようなところと連結するかです。前に述べましたが、ドー

神経の構造とシナプス

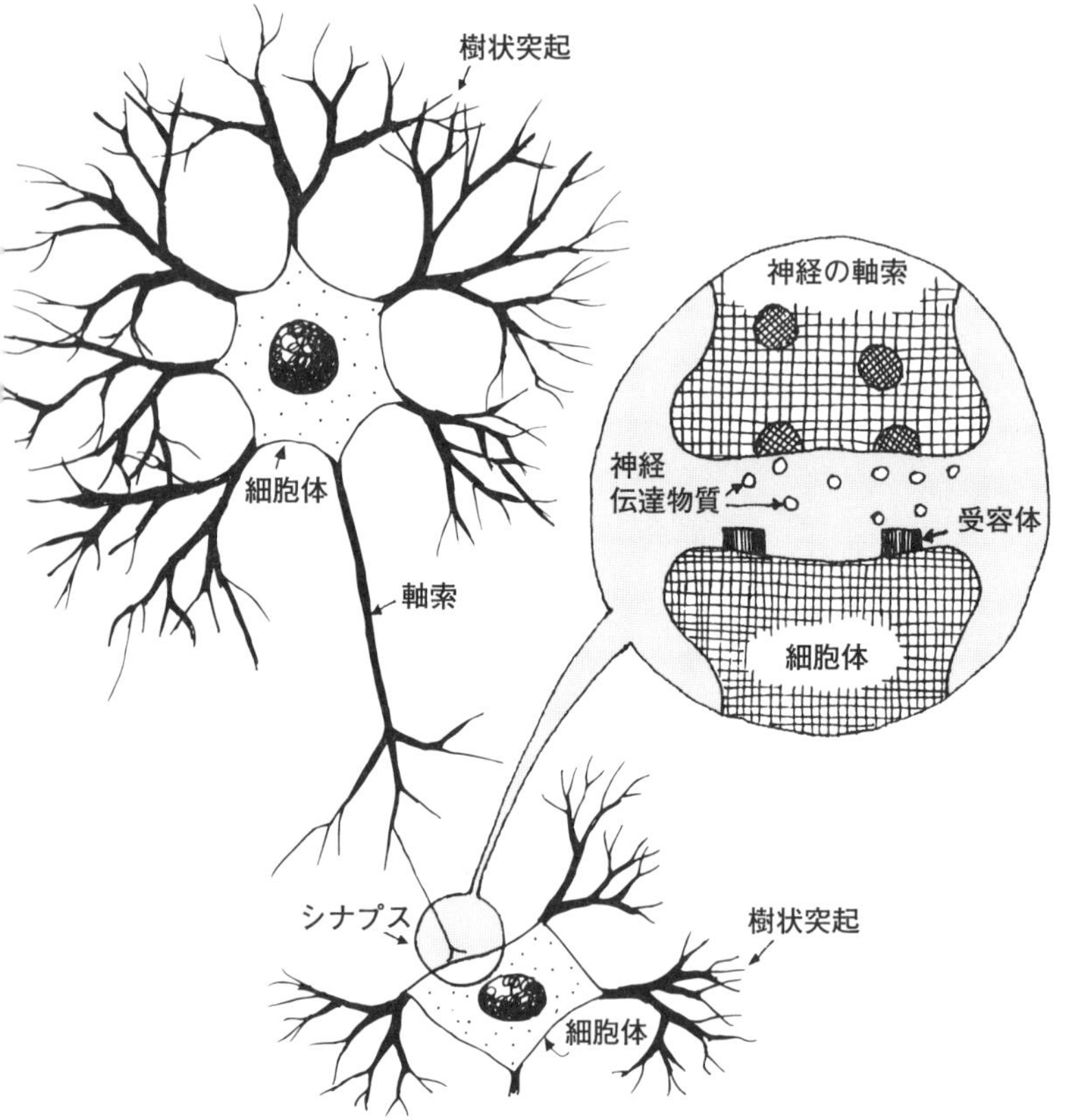

生後の神経突起の延びと分岐

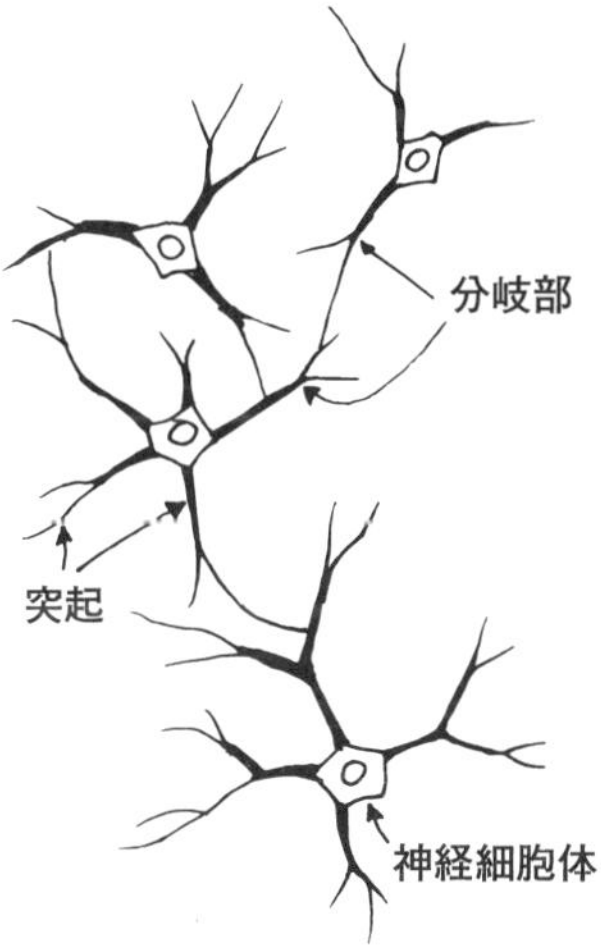

生後すぐ

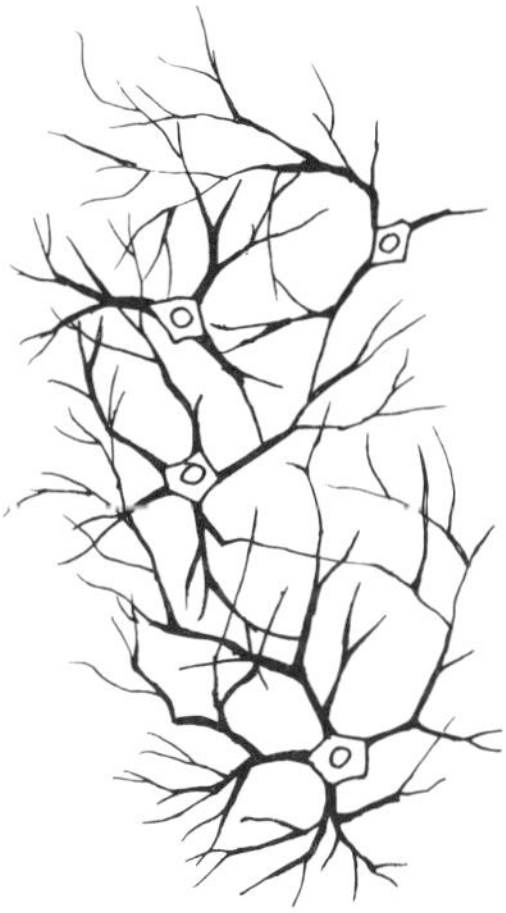

生後3週間

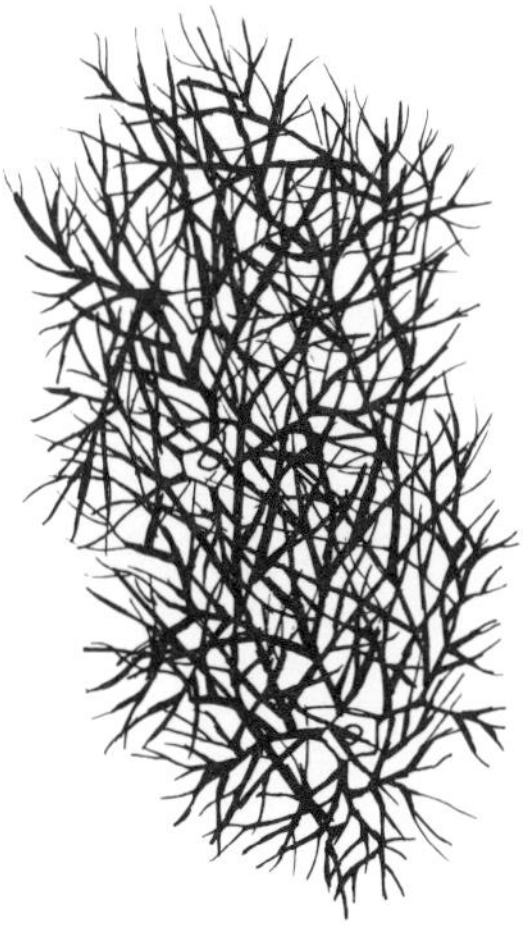

生後8ヵ月

パミンの細胞は、脳幹の中脳腹側被蓋にあって、この細胞が突起をのばすことで、快感を感じる中隔核、側坐核、前頭葉などにつながります。これがあるから、私たちは快感を感じるわけです。

ここできわめて大事なことを述べます。神経の働きというのは、その活動の度合いや状態によって、構造を変えるという性質があることです。

つまり、よく使う神経の経路では、神経突起は多く枝分かれし、その末端で他の多くの神経細胞と、シナプスを形づくるのです。これと反対に、あまり使われない神経経路では、シナプスは次第におとろえ、消えてゆき、この経路では情報は送られないようになってくるのです。

しかも、最近のさまざまな研究によってわかったことは、神経細胞の突起の長さと分岐の程度は、学習(教育)程度に比例して大きくなるということです。米国の研究で、学校教育の程度と、神経細胞の突起の長さを、二〇人のウェルニッケ中枢(感覚性記憶中枢)で調べたデータがありますが、その実験では、「高校以下」と「高校卒業」と「大学卒業」の三つの段階に分けて、「突起の長さ」「分岐の多さ」を調べました。すると、両方ともに、大卒が一番で、つぎに高卒、そして高校以下とつづきます。

学校教育と神経細胞の突起の長さ（1993年）

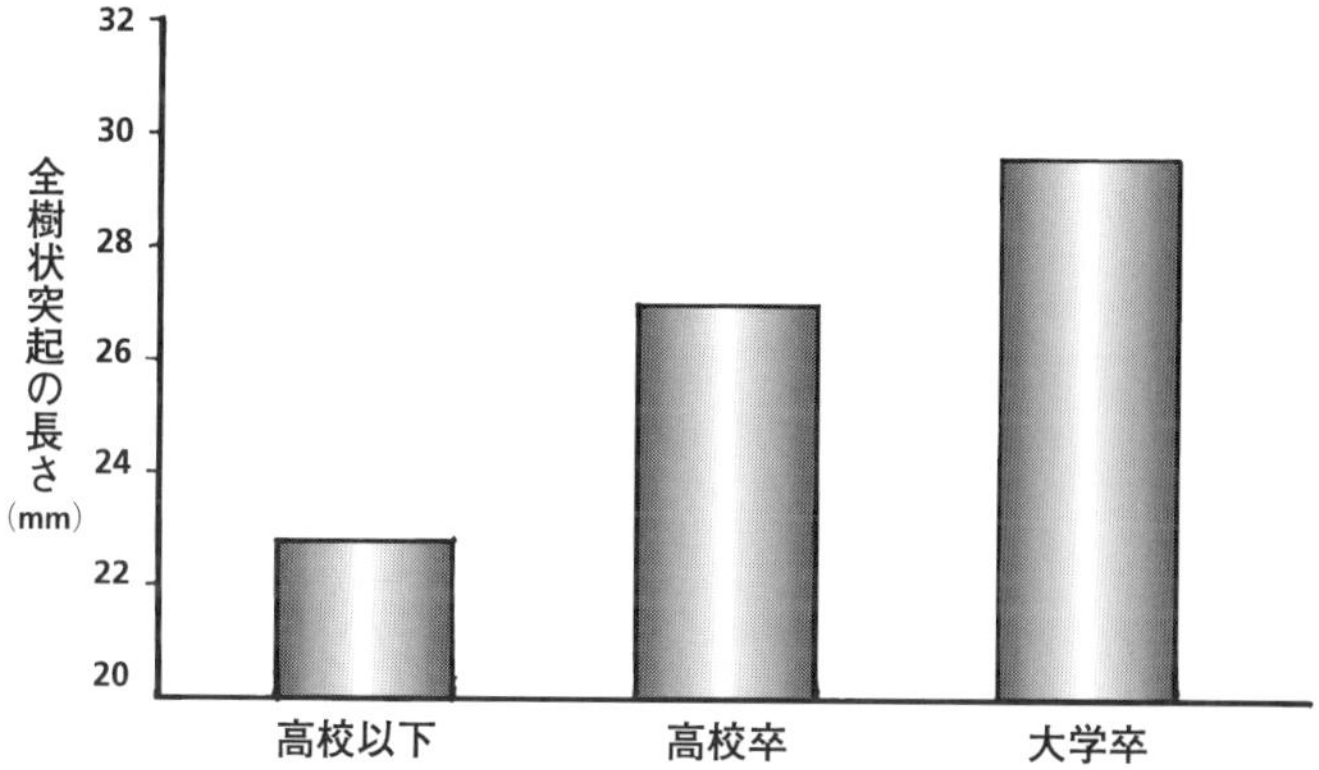

20名のウェルニッケ中枢で、各人の20の神経細胞について測定した。年齢は補正してある。

ついでにいえば、知能指数もこれに比例して高くなります。つまり、知能指数も、生まれつきではないのです。生育体験と教育体験のいかんによるのです。

学校教育の現場でも、遅生まれの子どもは、早生まれの子どもに比べ、一年近く遅れて教育の機会を与えられます。アメリカの統計では、やはり早生まれの子どもの方が、遅生まれの子どもよりも、知能指数が平均して高くなっているそうです。

学習の機会が、より早く多く与えられた子どもは、その意味では幸いなのかもしれません。

●勉強とは脳細胞をふやす作業

この後で詳しく述べますが、最近、脳細胞は、年をとってからでもふえるということがわかってきました。これは私たちにとって一条の光明ではないでしょうか！

これまで私たちは、人体について悲観的なことばかりいわれてきました。

「脳細胞や心臓の細胞は、日々刻々死滅して、もうふえることはない。だからボケたりしたらもう終わりだ」

というように教えられてきました。ところが最近の研究では、なんと「脳細胞は、ふたたびふえる」という報告をしました。もしそれが本当なら、これほど嬉しいことはありません。生命のもつ可能性を再認識させてくれるすばらしい朗報ではないでしょうか。

では、脳細胞は、何に反応してふえるのでしょうか？　それは「運動」「刺激」「訓練」に対してです。ひとことでいえば、神経細胞にとって刺激的な環境なのです。

このことは、神経細胞が、どのようなものかを理解するための、一つの好例かもしれません。というのも、神経細胞のもつ性質は、高齢者の健康問題だけでなく、子どもの育児・教育の問題にも大きく関係してくるからです。

なぜ子どもは勉強するのでしょうか？　いえ、勉強した方がいいのでしょうか？　それは、脳細胞がふえて、高度な脳へと発展していくからです。高度な脳になるからといって、それがいいとか、悪いとかの話ではありません。そのような脳をもつことができるという話です。

子どもの時からの勉強は、教えられたことを覚えるためにやるのではなく、そのことで、脳細胞が突起をのばし、枝分かれをふやし、これによってさらに脳神経をふやすためにやるのです。これが勉強の目的です。

もちろん、学校の勉強や訓練というのは、将来、役立つための知識や実地の技能を習得するためにあります。しかし個々の知識や技能は、子どもがもう少し大きくなってからの「学問」であり専門分野で学べるのです。

しかし子どもの時分の勉強は、ＯＳソフトを構築するためというか、それぞれの知識や技能に対応できるための「土台となるソフト」を構築している作業だと考えることができるのです。それが神経線維をふやす作業なのです。

つまり、いかに脳細胞を活性化するかが大事なのです。覚えたことのいくつかは忘れても、「活性化された脳」は残るのです。お母さんは、子どもを一所懸命に育てます。いろいろな本を読んで聞かせたり、いろいろなお話をしたりします。しかし、当の子どもは、それらの話をあまり覚えていません。でも、それでいいのです。

お話の内容は忘れても、ふえた神経線維やシナプスが、脳の仕組みとして残ればいいのです。なお、子どもによく語りかけて上げることは、耳から入った情報（話）が、聴覚野などいろいろな部位を経由して、頭頂葉の「意欲をもつ場所」や扁桃などの「感情の場所」とつながります。

したがって、このように親からよく語りかけられて育った子どもは、情緒的でものに感動しやすく、善悪の区別を重んじ、ものごとに好意と意欲をもちやすい人間になると考えることができるのです。

●喜びの脳をつくる原理

脳をいつも使い、刺激を受けていると、神経細胞が突起をのばし、神経回路を複雑にし、結果的に優秀な脳の基本ソフトが築かれていくことがわかりました。

また、語りかける刺激が、情緒や意欲を育てることもわかりました。

それでは、これらのことを含めて、明るい心や喜びの心を育てるには、どうしたらいいのでしょうか?

それには、まず自分が喜ぶことがその第一歩になります。喜んだり、楽しんだりすると、前述のように、ドーパミン神経が刺激されて、側坐核や中隔核などの細胞が刺激されて、喜びを感じるようになります。これが繰り返されると、この神経回路が強化されてきて、喜びを感じやすい脳の仕組みになってきます。

たとえば、何か好きなこと(趣味)をやっていると、まったく間に楽しく時間が過ぎてしまいます。もちろんこのとき脳は、喜びを感じています。つまり、中脳の腹側被蓋の細胞が刺激され、突起がその刺激を末端に伝え、ここからドーパミンが出され、これが側坐核などの細胞を刺激しているはずです。

もし、このような喜びの時を多く過ごすなら、それらの神経経路はやがて強化され、ドーパミンはいつでも出陣OKの状態になるのです。

これと反対に、あまり楽しみも喜びもなしに生きていると、この神経の経路が使われないままでいることになります。ドーパミン神経の刺激もめったになく、したがってドーパミンもめったにでない。ということは、「ああ、楽しい」「ああ、嬉しい」「おもしろいなあ」といった快い感情を、あまりもたないということになります。

しかし、これはあまり望ましい人生の歩き方ではないですね。やはり嬉しいことがあって、おおいに笑って喜んで、楽しんだりして、喜びを実感する時間を多くもつ人生こそ、望ましい生き方だと私は思います。

●夢中だった「あの頃」を思い出しましょう！

誰しも、子どもの頃に、何かに夢中になった経験、楽しくてしかたなかった経験、嬉しくてたまらなかった経験……などが、一つや二つは必ずあると思います。家族で海水浴に行った夏休みの思い出、友だちと釣りをした思い出、学校の遠足でハイキングに行った思い出、あるいは、名作童話を夢中で読んだ思い出、人気マンガのシリーズを夢中で読んでいた思い出、運動会で両親の見守る中を夢中で走った思い出……このような時、あなたの脳内には、ドーパミンがでていたのです。

ところが、学校に入ると、好むと好まざるとにかかわらず、みんな競争原理のレールに乗せられ、イヤな勉強を押しつけられます。このように「ヨーイ・ドン！」で「強制生活」の道を歩むことになると、これに対処する方法は、とりあえず「がまん」しか見あたりません。「がまん」は喜びとは関係ありません。

やがて「いじめ」にあったり、他の子どもと比較されたりして、いろいろなプレッシャーとストレスの壁に、幾重《いくえ》にも囲まれていくことになります。

こうなると、好きなことがまだじゅうぶんできる子は別ですが、多くの子どもは、しだいにドーパミン神経を刺激する機会を失っていき、脳の「喜びを感じる経路」を使わなくなってきます。

セロトニン神経についても、同じことがいえます。セロトニン神経の細胞は、脳幹の橋にある縫線核であると前述しましたが、ここから「感情の座」である扁桃、海馬、線条体、前頭葉などに神経の突起を送っているので、セロトニン神経が働くと、気持ちが安定し、充実感や満足感が得られるのです。

ところが、苦しいことやいやなことが続くと、セロトニン神経が働かなくなり、不安になってしまうのです。そしてこれが長く続くと「うつ状態」になるのです。

このようにセロトニンをだす神経も、ドーパミンをだす神経も、働きが悪くなっている状態を、喜びを感じにくい脳になっているということができます。

喜びの習慣をつけましょう！

喜びを感じにくい脳を、喜びの脳に変身させるには、つまり喜びの神経のつながりを強くさせるためには、前に述べたように、喜ぶ習慣をつけることが肝要です。

子どものころは、努力などしなくても、楽しいことなんて身の回りにいっぱい転がっていましたね。それが社会の荒波にもまれるうちに、いつしか「心から好きなこと」をやらなくなり、それを忘れてしまい、喜びの脳神経を閉鎖したままで日々を過ごしているのです。

しかし、そんなときこそ、喜びの脳細胞を再活性化しようと意識することです。そして意識して、喜びを感じる努力をするべきなのです。

ここで、脳と心は、テレビとそこに映し出される映像の関係だと想像してみてください。テレビのブラウン管には、お笑い番組が映っていたり、悲しいドラマが映っていたり、勇気を与えるドキュメントが映っていたり、心地よい景色が映っていたり……といろいろあるでしょう。

しかし、映し出される映像はいろいろでも、テレビという機械の内部構造や配線は同じです。楽しい番組を見ようと思えば、楽しい番組をやっているテレビ局にチャンネルを合わせますね。その意味では、脳と心の関係とよくにています。

しかし、脳がテレビと違うのは、脳の配線を変えることができる点です。つまり、心が楽しくて、おもしろくて、嬉しくなるような番組を映し出すチャンネルへとつながる回線を、意識して強力にすることができるのです。

だからまず笑ってみましょう。そして、ささやかなことで結構ですが、ふだん気づかなかった身の回りのちょっとした変化や異変に気づいてみましょう。何か小さな発見をしてみましょう。そしてその異変や発見の意味を考えてみて、分析・理解してみて、大いに驚いてみましょう。

そして、身近にもおもしろいことはいっぱいあるんだなあと感心してみましょう。

「ふだんは、なにげなく見ていて、ほとんど気がつかなかったけれど、この看板は、なかなか凝ったつくりだなあ。なるほど、そういう意味がこめられてるんだなあ」

という感じで、気づくところはいっぱいあると思います。

まず「喜ぶ心」を取り戻しましょう！

Chapter.5

脳細胞がよみがえる!──希望の脳科学

神経線維がふえる? 細胞がふえる?

本書では、生命力のすばらしさについて、そして心の持ち方が、いかに身体に影響を与えるかについて、つまり喜ぶことが、病気を撃退し、心身を元気にするということを、血液や免疫、細胞、脳などを題材にして述べてきました。

どうしても私の場合、健康のために、なにをどうすべきかを第一に考えてしまう習慣があるので、ついつい脳の話を引き合いに出してしまう傾向があるのですが、この章では、失われた脳細胞が再生するという、最新の、そして重大な研究成果をお伝えしようと思います。

人は誰でも年をとります。人間だけではありません。イヌもネコもサルもライオンもウサギも、いいえ、魚も鳥も昆虫も、樹木や草花も、みんな時間の経過とともに老いていきます。死に近づいて行くわけです。これをエイジングといいます。老化です。

すべての生き物には寿命がありますね。そしてすべての細胞は、アポトーシスといって、死ぬようにプログラムされています。

とくに脳細胞は、日々刻々死滅しています。これが進んでいくと、必然的にみんなボケてしまうことになります。

何度も繰り返しますが、脳細胞には長い突起があり、縦横にのびています。なぜでしょうか？　それは他の神経細胞からの情報をキャッチし、同時に自分の情報を他の神経細胞に送るためです。今、世界中にはり巡らされた電話線や光ファイバーを連想していただくとわかりやすいと思います。

さて、細胞が分裂してふえる話をしましょう。新陳代謝という言葉があります。全身の細胞が、ある程度の期間がたつと入れ替わることです。「入れ替わる」というのは、死んでいく細胞がある一方、新たに生まれる細胞があるわけです。皮膚の細胞のように、数時間で新陳代謝して生まれ変わるものもあれば、臓器の細胞のように、数日から数カ月かかって生まれ替わるものもあれば、骨の細胞のように、二年以上かかって生まれ替わるものもあります。

では、細胞が生まれ替わるというのは、どういうことでしょうか? 細胞は分裂をすることで、自分の分身を生み出します。ということは、分裂するとき、細胞の全てのパーツが二つにならなくてはなりません。つまり、細胞の完全なコピーができなければなりません。

しかし脳細胞の場合、もし細胞が分裂してふえるとしても、細胞というのは、成長するにつれて、突起を何本ものばしていき、他の突起たちと「タコ足」のように複雑にからみついているものですから、分裂するからといっても、そう簡単に二つに分裂できるものでもありません。

あくまでも、分裂するのは、神経の突起や線維ではなく、細胞の本体です。コピーされるべきは、細胞の本体だけです。

ところで、これまでは、脳細胞というのは、お母さんの胎内にあるときは、分裂してふえますが、生後はもうふえることはない、と教えられていました。

ということは、いくら勉強して、言葉やものごとを覚えても、脳細胞そのものは、ふえることはないということになります。細胞そのものはふえないけれど、細胞から出ている突起ややシナプスがふえるから、それによって神経回路が構築され、いわゆる「頭がよくなる」のだといわれてきました。

ところが、最近、おどろくべき発見がなされました。

●エリクソンの実験――脳細胞は分裂するか？

今から約二年前、カリフォルニアにあるソーク研究所に、スウェーデンからエリクソンという研究者が留学してきました。ソーク研究所というところは、小児麻痺《しょうにまひ》の生ワクチンを開発したことで有名なソーク博士が、特許料などでつくった研究所です。現在では、脳の研究では、世界有数の研究所として知られています。

さて、エリクソン博士は、友人が、別の研究所（ガン研究所）に留学にきていると聞いて、ある日、遊びに行きました。彼は友人がどのような研究をしているのか、興味があったので尋ねました。するとこの友人は、こういいました。

「ボクは、ガン細胞がどこにあるのかを知る方法を開発しているんだ」

その方法というのは、遺伝子に含まれる物質に発色物質をくっつけて、それを調べるやり方を応用するというのです。

前に述べたように、細胞が分裂する際には、細胞の中に含まれるすべてのパーツがコピーされるので二つになります。当然、細胞の中の遺伝子も二つになります。

この時、当然のことながら、新しく遺伝子をつくるための原料が必要になります。その原料というのは、ＤＮＡを構成する物質・塩基です。アデニン（Ａ）、グアニン（Ｇ）、チミン（Ｔ）、シトシン（Ｃ）などで有名です。

この有名な四つの塩基の他に、遺伝子を構成する物質に「ウリジン」という物質があります。エリクソンの友人は、その開発において、このウリジンを少し変化させたＢｒＤＵ（ブロモデオキシウリジン）という物質を、ＤＮＡの中に取り込ませる研究をしているのでした。

しかし、ＢｒＤＵがちゃんとＤＮＡの中に入ったかどうかを「見る」ことはできません。それでＢｒＤＵを発色させるというのです。

つまり、細胞が分裂してＤＮＡが二つにふえるときに、そこにＢｒＤＵが入っていくとしたら、この分裂してできた新しい細胞は発色する……という仕組みになっているのです。

この方法を使えば、分裂してふえている細胞の場所がわかります。ＢｒＤＵは分裂する細胞の中にのみ入るからです。分裂して新しくできたＤＮＡの一部に入るのです。したがって、このＢｒＤＵが入っていることがわかれば、その細胞は分裂したことがわかるのです。もし、早く分裂している細胞があるとしたら、そこには多くのＢｒＤＵが入ることになります。そのため、その場所には発色する細胞が、数多く存在することになります。もしそうなら、細胞の発色を調べれば、ガン細胞がある場所がわかるというわけです。

この話を聞いて、エリクソンはひらめきました。

「もし、分裂している細胞のみに、この物質が入って発色するのだったら、これを注射して、もし、脳内に発色細胞が見つかったら、脳の神経細胞は分裂しているということにならないだろうか」

この発想が、エリクソンを導きました。

●予想外の結果

エリクソンは、さっそくこの考えを友人に話し、自分に協力してくれないかと懇願しました。それは、末期のガン患者に、この物質ＢｒＤＵを注射させてもらえるように頼めないか……ということでした。そしてエリクソンは、こうつけ加えました。

「今まで、医学の世界では、脳細胞は決して分裂しないといわれてきた。君もよく知っている通りだ。おそらくそうだろうと、ボクも思う。でも、それが真実かどうか、ボクは確認したい。そして、君の研究方法をもちいれば、その決定的な証拠がえられると思うんだ。だからこそ君に頼みたいんだ。末期の患者さんにこれを注射してもらい、もし亡くなられたら、脳を調べさせていただけないかと」

患者さんたちは、この頼みを受け入れました。そうしてBrDUが、五十七歳から七十二歳までの末期ガンの患者さんに注射されたのでした。そうして、その後でなくなった患者さんの脳が調べられました。

ところが！　驚くことに、七十二歳の患者さんの脳内に、分裂する細胞が見つかったのです。しかも海馬という記憶に関係する場所の細胞が、もっとも分裂していたというのです。エリクソンは驚きました。そしてこれは大発見でした。

しかし、どのようにして、あのような長い手のような突起をもつ細胞が分裂するのでしょうか？　前に述べたように、細胞自体はコピーされて二つになりますが、突起やシナプスは二つに分裂しようがないからです。この問題は、エリクソンを悩ませました。

じつは、このように突起のあるような成熟した神経細胞は、分裂しないのです。ところが脳内には、正確にはすべての臓器には、前に述べたように「幹細胞」という未分化の細胞があって、これが分裂をするのです。
前に述べましたが、少し復習します。もっとも未発達な幹細胞は「受精卵」のなかにあります。ES細胞ですね。これはどのような細胞にもなれる「万能細胞」です。人間でさえつくることができるものです。
一方、ここからすこしだけ分化して、身体のある特定の場所の細胞だけになる「幹細胞」もあります。これは、身体のあらゆる場所に存在して、時期がくれば、やがてそれぞれの組織や臓器へと分化していきます。脳の神経細胞のあるところにあるのなら、それは「神経芽《が》細胞」という一歩進んだ段階の細胞になります。（九三ページ参照）
余談ですが、幹細胞は丸い形をしているので、容易に分裂できるのです。

●希望の脳科学

エリクソンの研究は、私たち人類に、多大なる希望と恩恵を与えてくれるものだ、と私は思います。

もちろん医学・生理学の歴史上には、いろいろな発見・発明があり、そのお蔭で、私たちは病気を克服して、生きながらえることができています。しかしこの発見は、病気でない健常な人たちにも、大いなる希望と恩恵を与えることができるほど明るい知らせに違いないと思います。

老化して脳がボケるという常識をつくがえして、元気で明るい老後を迎えることができるかもしれない……その希望の第一歩を示してくれた研究なのです。

さて、エリクソンの研究で、七十二歳の高齢者の脳細胞、とくに海馬の細胞がふえたと述べました。そしてこれは驚くべきことだとも述べました。

なぜ驚くべきことなのでしょうか？　従来、人間の記憶などの能力の向上には、年齢という壁が存在するといわれてきたからです。ところが実際は、年齢は、必ずしも壁になるものではないということを、この研究は教えてくれたのです。

ものを覚えるとき、つまり記憶するときには、脳は新しい細胞が必要になるのです。ある条件反射の研究があります。ネズミに音を聞かせて、まぶたを刺激します。そのうちにネズミは、音を聞かせただけで、まばたきをするようになります。

じつはこれは海馬がないとできない条件反射なのです。それでこの実験の途中で、ネズミに薬を飲ませて、脳細胞の分裂を抑えてやると、この反射は記憶されません。つまり、ものを覚えるときには、新しい細胞ができているのです。

また、つぎのような実験もあります。人間でいえば六十歳ぐらいにあたる（二歳の）ネズミを使っての実験です。一匹のネズミを、ただの四角い箱の中だけで過ごさせました。一方、もう一匹のネズミを、回転カゴやトンネルなど、ネズミがいろいろと遊べるような道具を備えたカゴで生活させました。

すると、後者のネズミは、高齢であるにもかかわらず、海馬（帯状回）の細胞が分裂していたのです。これは刺激的な環境、楽しく住まわせたことが大きな要因です。

しかし、もう一つ見逃してはいけないのが「運動」なのです。運動は、海馬の神経細胞をふやすのです。ただ、ネズミは水がきらいです。泳がせる運動では、細胞は分裂しません。あくまでも「楽しく」運動させることが大事なのです。

さらにいえば、もう一つ大事なことは「訓練」です。ネズミの場合は、迷路の実験が有名ですが、いずれにしても、頭を使う訓練をすると、脳細胞はふえるのです。

まとめましょう。脳細胞をふやすには、①運動、②刺激的環境、③訓練……の三つが大事なのです。

もう一つ、重大なことを最後に確認します。これらのことが、脳細胞の突起やシナプスの数をふやし、神経線維を複雑にし、神経回路を密にして、情報交通をバツグンに整備することは、これまでにもいわれていたのです。それも大事です。しかし、エリクソンが開いた大きなトビラは、「脳細胞そのもの」もふえるということなのです。

●勉強の意味論

さて、脳細胞の再生は、私のような中高年世代にとっては、まさに福音のような知らせです。なぜなら、年をとったら「ものを覚えられない」というのが、これまでの通説だったからです。覚えられないどころか、忘れやすくなるのです。かくも老化とは悲惨なものなのかと嘆《なげ》き節《ぶし》の一つもでるところです。

しかし、年をとっても「脳細胞はふえる」ということが、科学的に証明されたのですから、こんなに嬉しいことはありません。やり方次第で、六十歳を過ぎた私でも、脳細胞をふやして、脳を活性化させることができるのですから。

何度も繰り返すようですが、もう一度だけ確認します。勉強して、脳細胞を刺激すると、神経細胞が突起をのばし、その先端がたくさん枝分かれして、またその先端のシナプスのところで、他の神経細胞の突起と手を結びます。

このようにして、神経回路は、だんだん複雑になっていきます。子どもの頃の勉強というのは、神経回路を複雑にふやす作業だといってもいいでしょう。とくに幼児期は、神経線維の発達が活発になるので、この時期に図鑑や百科事典や本を読んだり、言葉を聞いたりしゃべったり、いろいろなものに触ったり、見たり、聞いたりすることで、幼児の脳細胞の神経線維は、飛躍的に発達します。

勉強のもつ意味はここにあるのです。勉強をして何かを覚えたとしても、それは忘れるかも知れません。本を読んでも、その内容は時間とともに忘れてしまうでしょう。じゃあ本を読んだってしかたがない、無意味なのかというと、そうではありません。本を読むことで、脳細胞は刺激を受けてどんどん発達しているのです。

勉強することで、このように、ものごとを思考し、理解し、判断し、処理するための「脳のコンピュータ」の基本ソフトがしっかり構築されていくのです。このことが、人間が生きていく上で非常に大事なことなのです。

そしてこのために、人は勉強をするのです。

●いくつになっても学習意欲をもとう！

これまで、人は、知識を得るために勉強するのだとされてきました。あるいは、有名な大学に入って、学歴をつけて、大企業に就職をするために、勉強するのだという人も大勢いらっしゃるかもしれません。

しかし、生物の進化と生存競争の観点からいえば、他の動物に対して、肉体的な能力が劣る人間にとって、生存のためにもっとも有効だと思われることは、知性の発達です。それは「脳の発達」によってもたらされます。脳を進化させることで、人間は生き抜いてきたのです。そのために、脳をより発達させることが重要なのです。

しかし、もっとすばらしいことに、脳神経が枝分かれして複雑になるだけでなく、脳細胞までもふえていくのです。しかもこれは、子どもばかりか、大人や高齢者にも共通の原理だったのです。

高齢になって細胞がふえるという臓器などありません。しかし、脳は違うのです。脳は今も進化しているのかもしれません。だから、教育の本義は、知識を得ることだと思い込んで、本当に自分の好きなことをやらないままで育ってしまったために、脳の情操《じょうそう》の部分や意欲の部分、さらに正義感の部分などが発達しなかったという人も多いと思います。

そのままで成長すると、大人になってもやることがない、やりたいことがない、何にも喜びや感動が感じられない……ということにならないとも限りません。

だから、今こそ教育改革が必要です。希望と喜びを生み出す教育を、ぜひ考えていきたいものです。

Chapter.6

成人病にならない原理

●成人病は「血管の病気」

本書では、前半で血液の話、後半で脳細胞の話をしてきましたが、ここでは、それらをふまえて、病気克服の話をしましょう。

近年の成人病の中で、代表的なものの一つに「糖尿病」があります。最近は、成人病というより、生活習慣病といわれていますが、非常に恐ろしい病気の一つです。

糖尿病というと、「血糖値が高くなる」から起きる病気というイメージが強いので、「糖の異常」のように思われますが、これは「血管の異常」が主な原因である病変なのです。

この原理は、つぎのようになっています……血液中のブドウ糖が、血管壁の細胞に付着すると、この細胞は柔軟性を失ってきます。すると、そこの細胞は「老化の症状」を示してきます。血管の場合は、血管が硬くなるわけです。いわゆる「動脈硬化」の症状を呈してくるのです。

血管が動脈硬化の症状を呈すると「血栓症《けっせんしょう》」になります。これが冠動脈にくれば「心筋梗塞」で、脳の血管にくれば「脳梗塞」で、下肢の血管にくれば「下腿動脈閉塞症《かたいどうみゃくへいそくしょう》」になります。歌手の村田英雄さんはこれで下肢を切断しました。晩年の田中角栄さんもそうでした。

またこれが、網膜の血管にくると、そこから出血が起こり、次第に網膜の機能が障害されます。その結果、最後には、糖尿病性の失明になるのです。

昔は、盲学校といえば、その多くは、眼の感染症によって視力を失い、やむなく通うようになった生徒が通う学校でした。つまり、衛生状態が悪いために、眼に細菌などが入って悪くなり、最悪の結果として、失明する人が多かったのです。

このような症状は、子どもに多かったのです。ですから、盲学校の生徒のほとんどは子どもでした。ところが最近では、大人が多いのです。これは主として糖尿病によって網膜症になり、その結果、盲目になった人たちです。

このように、糖尿病というのは恐ろしい病気ですが、一般に「贅沢病」といわれていますね。しかし、必ずしも食べ過ぎや肥満が原因でなる病気だとはいえません。実際にはやせている方も多くおられます。

たとえば、日本人が米国などに移民すると、心筋梗塞になる人が多いのですが、じつは糖尿病も同じなのです。また別の調査で、米国のシアトルやブラジルに移民した日本人で糖尿病になった人の数を調べたところ、国内にいる日本人の数倍の人がこの病気にかかっているそうです。

●糖尿病の原因はストレス！

前述のように、米国に移民すると、日本人でも糖尿病が多くなるのは、食生活が違うからだという意見がいつもいわれます。いわゆる過食で栄養過多になるというのです。しかし実態はやや違うということが、最近わかってきました。

糖尿病というのは、食後、血糖値がなかなか下がらないという症状を目安にします。どうやって検査するのかというと、患者さんに食事をさせて、その後、ある時間ごとに血液を採取するのです。これはなかなか面倒なものです。

では、検査で何を調べるのかというと、血液の赤血球の中にあるヘモグロビンに糖がついている度合いを調べるのです。ヘモグロビンに糖がついたものを、ヘモグロビンA1c(HbA1c)といいます。この平均値は四・八程度で、三〜六が正常範囲とされます。そして七以上を、高A1c値といいます。

一九九〇年に、家森幸男さんらが行った研究に、沖縄に在住の人と、沖縄からブラジルに移民した人の、糖尿病の発生率を比較した研究があります。

それによると、沖縄の人と、ブラジル移民の沖縄人とでは、肥満やコレステロールの程度は同じくらいであるのに、糖尿病の指標であるヘモグロビンA1cは、ブラジル移民の人々の方が、圧倒的に高かったのです。

ちなみに、血液中のブドウ糖は、ふつう一定に保たれています。それは一〇〇mg／dl程度だとされています。これが高くなると、すい臓からインスリンがでて、ブドウ糖を細胞の中に取り込ませます。反対に、これが低いときには、すい臓からインスリンはでなくなり、代わりにグルカゴンというホルモンがでます。だから血糖値は上がります。

さて話を進めましょう。私たちがストレスを感じると、副腎皮質からコルチゾルというホルモンがでてきます。コルチゾルは、肝臓などの細胞に蓄えられるグリコーゲンからブドウ糖をつくり、これを血液に放出します。

ブラジル日系人と沖縄人の比較（1990年）家森幸男

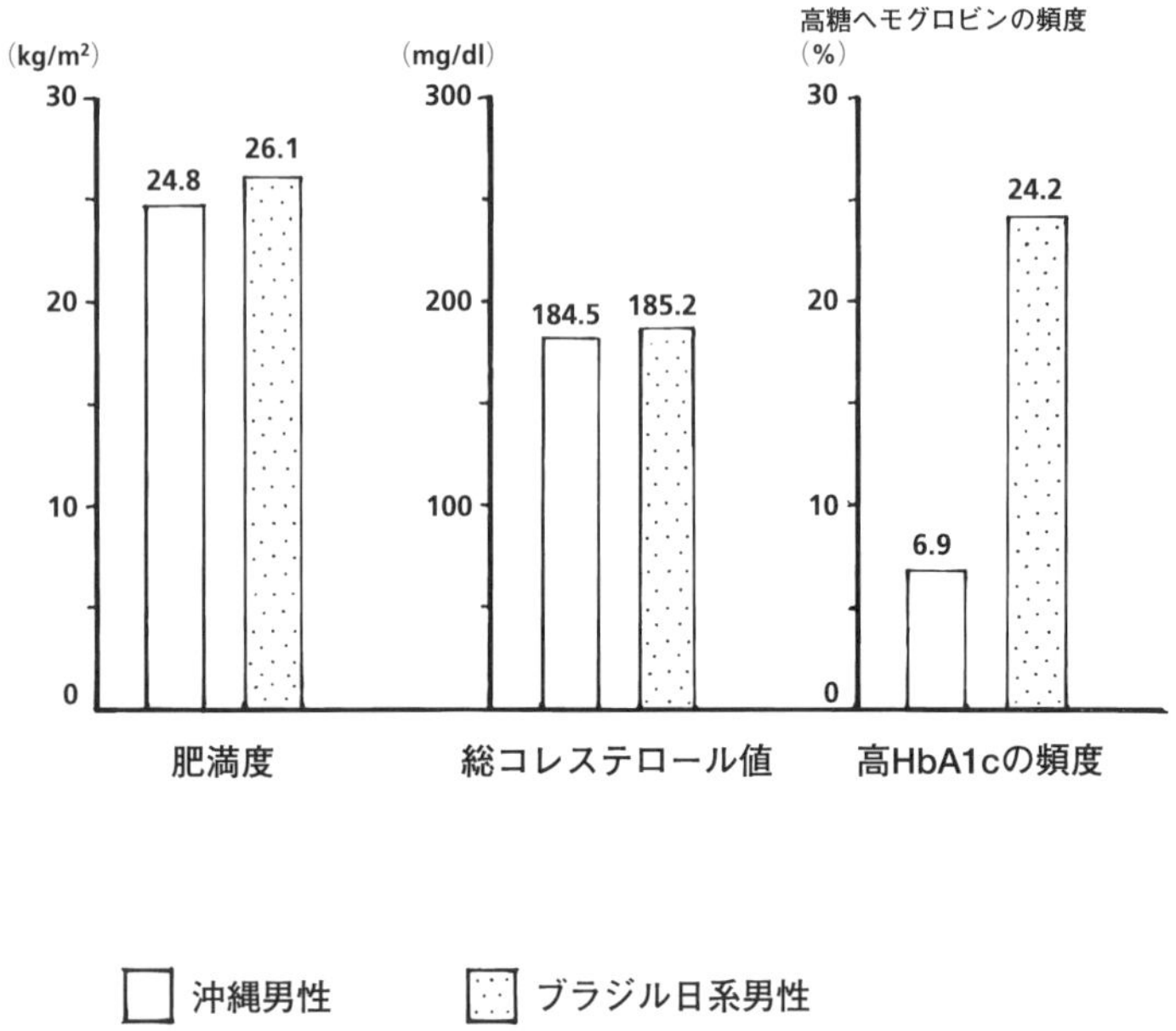

つまり、ストレスがあると、ブドウ糖がつくられ、血液中に流されるわけです。

一方、交感神経が活性化されると、すい臓からインスリンをださせないようにし、反対にグルカゴンをだします。つまり、ブドウ糖を細胞の中に取り込ませるインスリンがでなくなって、その結果、血糖値が上がり、グルカゴンがでてきて、もっと血糖値が上がるんですね。

交感神経というのは、全身の働きを活発にする自律神経なのですが、これはストレスを感じたときに、自動的に作動するわけですね。

●生存競争の生命記憶

繰り返します。ストレスを感じると、副腎皮質からコルチゾルというホルモンがでてきます。コルチゾルは、グリコーゲンからブドウ糖をつくります。そして血液中のブドウ糖の量をふやします。血糖値が上がるわけですね。

しかし、よくよく考えてみると、これは人類の悠久の歴史の中で、自然界に住む生き物の自然な反応として起こってきたことなのです。自然界の中では、私たちのご先祖さまは、たえず外敵の脅威にさらされてきました。それは野獣たちであり他の部族であったのです。

と同時に、狩猟という過酷な作業をしなければ、食糧を獲得することはできませんでした。そんな私たちにとって、ブドウ糖というのは、もっとも重要なエネルギー源なのです。筋肉は、脂肪酸もわずかにエネルギーとして使いはしますが、何といっても緊急のエネルギーは、ブドウ糖からとるのです。

逆にいえば、外敵と戦ったり、狩猟を行ったりするのは、かなりのストレス状態にあることを意味します。そしてこの状況は、緊急のエネルギーが必要な状況であり、多量のブドウ糖が必要とされる状況なのです。

しかし自然界においては、この状態は、やはり非常事態なのです。この非常時が過ぎて日常に戻ったときには、ようやく副交感神経が働いて、興奮を静める働きに転じはじめます。

具体的には、副交感神経はインスリンをださせ、グルカゴンの分泌を減らします。その結果、ブドウ糖は、細胞の中に取り込まれ、肝臓ではグリコーゲンになり、脂肪細胞では脂肪になります。つまり正常なときの生理作用に戻るのです。

ところが、現代の社会において、私たち人間は、実際に「非常事態」が起きているわけでもないのに、たえず「もしものとき」のことを心配し、たえず不安を感じている場合が多いのです。これはたえず心の中で「非常事態」を想定して、全身を緊張させていることになるのです。

これはつまり、ストレス状態にあるということは、糖尿病を呼び寄せている状態だということができるのです。だから私たちは、努力してでも、心の平安や心の安定を、自分のものとする必要があるのです。

●ストレスは脳細胞を破壊する

ベトナム戦争の帰還兵の後遺症は、米国でも話題になりました。みなさんの中にもご存じの方が多いと思います。

彼らは、帰国して日常の生活に戻ったあとで、いろいろな後遺症に悩まされているのです。自動車の排気音を聞くと、「戦車に襲われる」と叫んで、机の下に隠れる人がいるかと思えば、夜、雷が鳴ると、身の回りにあるものを手当たり次第に窓に向かって投げつけて、ガラスをめちゃくちゃに壊す人もいました。あるいは、ちょっとした人間関係の苦労に耐えられずに、引きこもりになってしまう人など、症状はいろいろです。

そこで、米国のエール大学の精神科のブレムナー教授は、三次元ＭＲＩ（磁気共鳴）を使って、彼らの脳を調べることにしました。この機械を使うと、脳のいろいろな部分の大きさが、外側から計測できるのです。

その結果、これらの帰還兵はみな「海馬」という記憶の入り口の部分が小さくなっていることがわかったのです。海馬が障害されると、新しいことが覚えられません。記憶の入り口と呼ばれるゆえんはここにあります。一方、思い出など昔の記憶は、別のところに蓄えられているから忘れないでいるのです。

さて、検査の結果、ベトナム帰還兵の中でも、部隊の前線にいた期間が長いほど、海馬の萎縮が激しかったことがわかりました。そして海馬の萎縮が著しい人において、右に述べました症状、いわゆる「トラウマ後ストレス障害（ＰＴＳＤ）」が現れていることがわかったのです。

そしてこれらの症状の原因は、ストレスの際のコルチゾルにあることがわかってきました。私たちがストレスを感じると、視床下部からＣＲＨという放出ホルモンがだされます。するとこのＣＲＨは、下垂体に作用して、副腎皮質を刺激するホルモン（ＡＣＴＨ）をださせます。このＡＣＴＨが副腎皮質に作用してコルチゾルをださせるのです。

ところが、コルチゾルが多くでると、今度はこれが視床下部や下垂体に作用して、右の

CRHやACTHを出さないようにさせます。いわゆるフィードバックですが、これによってコルチゾルが出過ぎないような仕組みになっているのです。

しかし、トラウマを経験した人や、子どもの時に虐待を受けた人、ウツ病の素質のある人などは、このフィードバックの仕組みが働きにくくなることがわかりました。

脳細胞には、コルチゾルと結合する受容体があります。しかし、コルチゾルが非常に多くなり、脳細胞にあるほとんどすべての受容体と結合すると、脳細胞は死滅することが知られています。とくに海馬の細胞が死滅します。

海馬の細胞は、視床下部の機能を調節しているのです。ところが、これが多量のコルチゾルで傷害されると、視床下部からのCRHの分泌をコントロールすることができなくなります。こうなると、コルチゾルは出っぱなしになります。これがさらに、脳のいろいろな場所、ときに前頭葉の細胞を傷害するようになります。

私たちの感情は、海馬の前方にある扁桃というところが支配しています。扁桃のある部分が刺激されると、怒ったり、恐れたりするようになります。しかし同じく扁桃の別のところを刺激すると、ここは喜びの感情をもちます。

しかし一般には、私たちのこのような感情は、大脳の前頭葉でコントロールされている

ストレスとCRHの関係

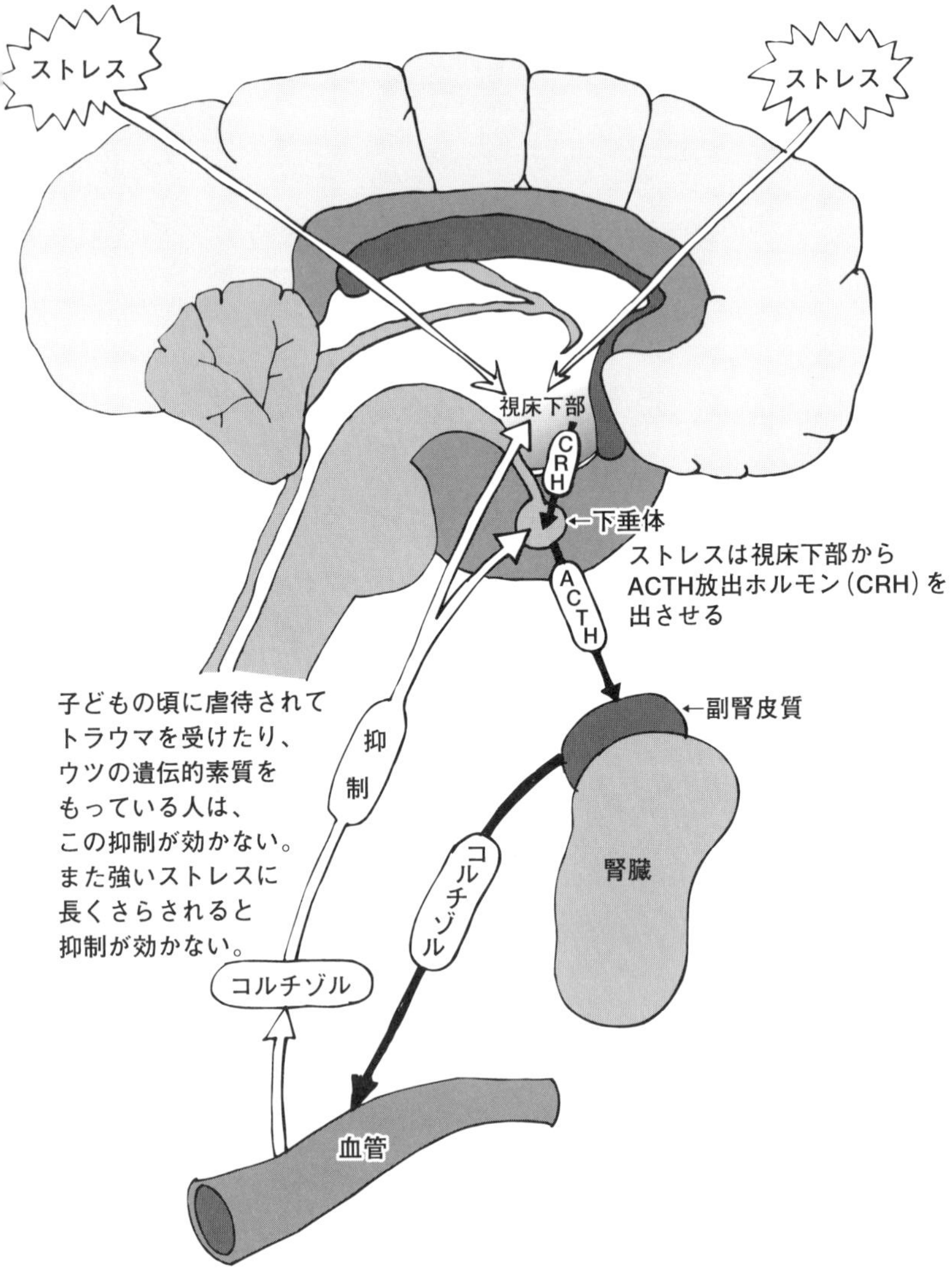

ストレス
ストレス
視床下部
CRH
下垂体
ストレスは視床下部から
ACTH放出ホルモン（CRH）を
出させる
ACTH
副腎皮質
腎臓
子どもの頃に虐待されて
トラウマを受けたり、
ウツの遺伝的素質を
もっている人は、
この抑制が効かない。
また強いストレスに
長くさらされると
抑制が効かない。
抑制
コルチゾル
コルチゾル
血管

情動刺激とコルチゾルのフィードバック作用の関係

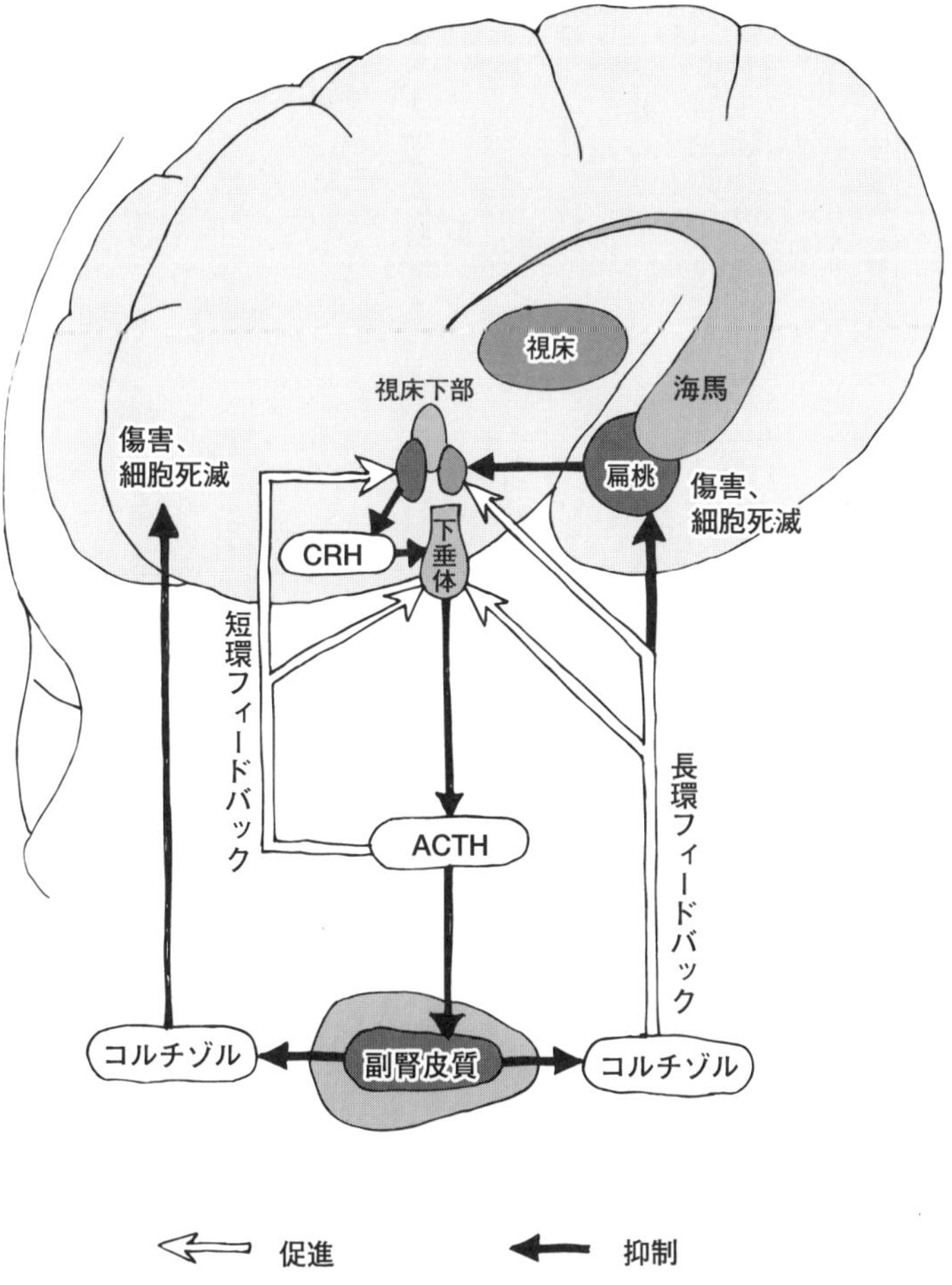

コルチゾルが多すぎると扁桃、海馬の細胞を傷害する。
これにより、視床下部の調節ができなくなる。
また、前頭葉の細胞が傷害され、扁桃の抑制ができない。

のです。急に感情が爆発したりしないようになっているのは、このためです。ところが、前頭葉の細胞が傷害され、前頭葉が萎縮《いしゅく》していると、自分の感情をコントロールできなくなります。

そうなると、トラウマのいろいろな恐怖と怒りの症状を表すようになるのです。このように、前頭葉の細胞が傷害されることは、非常に好ましくないことなのです。

●「なめる」ことが育てる

ペンシルベニア大学のコフィー教授は、高齢者を診察する時に、必ずからだをさわって上げるようにしました。じつは、このように、やさしくさわられた人たちは、脳の萎縮が少ないことがわかったのです。

ネズミの研究があります。ネズミは一〇匹ぐらい子どもを生みます。しかし仔ネズミの全員が、親ネズミから平等に扱われないのです。つまり、親から「よくなめてもらった」仔ネズミと、あまり「なめてもらえなかった」仔ネズミがいるのです。

そしてこの両者を比較すると、あまり「なめてもらえなかった」仔ネズミの方が、ストレス度が高いことがわかりました。どうしてかというと、あまりなめられなかった仔ネズミの血中のコルチゾルの濃度が高かったからです。

コルチゾルは、脳の細胞をこわす物質でしたね。

もう一つ発見がありました。なめられなかった仔ネズミの脳が、よくなめられて育った仔ネズミの脳よりも小さかったのです。あまりなめられなかったために、ストレスがたまり、コルチゾルが多く出た結果、海馬の細胞が死滅した形跡も多かったのです。

話は変わりますが、記憶をする勉強をしているときに、コルチゾルを飲ませると、記憶が傷害されるという研究報告もあります。身近な例でいえば、受験勉強などで、頭を使っている時、心配ごとがあると、なかなかものを覚えられない……という経験がだれにでもあると思います。

このように考えると、なぜストレスが脳によくないのかがわかりますね。ストレスはコルチゾルをださせ、それが脳細胞を死滅させ、記憶を阻害したり、感情の制御ができないようにしてしまうのです。前述の症状で、突然わめいたり、泣き出したり、怒りだしたりするのは、このためだったのです。

心の平安こそ脳を守る

前述のように、海馬は、ストレスによって傷害を受けます。と同時に、高齢になると傷害されやすくなります。このため、高齢になると、若い頃のことはよく覚えていても、最近のことは覚えられないということが起こってきます。

一方、前頭葉も、高齢者では傷害を受けやすいのです。だから高齢になると、ちょっとしたことにでも感情的になったり、感情を爆発させたりするのです。

このような脳細胞の傷害は、記憶障害とともに「ボケ」にもつながっていきます。ボケの危険因子には、強度のストレスがあげられます。したがってボケを予防しようと思うなら、ともかくストレスを避ける必要があるのです。

ストレスというのは、それをどのように受け止めるかによって、脳に及ぼす影響が違ってきます。ちょっとした苦しみに、過大に傷つき、それがエスカレートして「うつ状態」になれば、脳はコルチゾルにより傷害されます。

このうつ状態も、長く続けば、海馬の細胞が死滅することが知られています。うつ状態の時は、絶え間なくコルチゾルが出ているような状態になるからです。

これらのことを考えるにつけても、いかに「心の平静」や「心の平安」が大事なことであるかがわかります。

非常事態の生理状態でいる

私たちの神経系には、二種類があります。交感神経系と副交感神経系です。この二つの神経系に指令をだす司令塔が「中脳」です。中脳は、脳幹、つまり脊髄と大脳を結ぶ中間部分にある脳なので中脳とよびます。

とくに脊髄のすぐ上の「延髄《えんずい》」には、交感神経系の中枢があります。一方、副交感神経は、延髄と脊髄の下の部分の「仙髄《せんずい》」から発しています。

交感神経は、闘争と逃走の神経とよばれます。これはどういう意味かというと、一つには、獲物を襲うとき、あるいは外敵と戦うときに働く神経だということです。もう一つの意味は、相手が強敵である場合、全力で逃げなければならないのですが、このときに働く神経だということです。

闘争するにしろ、逃走するにしろ、全身の筋肉をフル回転で動かすことになるので、全身に血液がしっかり送られる必要があります。だから心臓の拍動が早くなるのです。また筋肉に行き届く血管が広がります。しかし一方、皮膚など、筋肉以外の場所へ向かう血管は、逆に収縮してしまいます。

これと同時に、身体はエネルギーを使う時に、酸素を必要とします。そのために、呼吸を早くして、酸素をどんどん身体に取り入れようとします。もちろんそうして酸素が燃やされた結果、出てきた二酸化炭素を、同じ速度で吐き出す必要がありますから、呼吸が早くなるわけです。

また一方、闘争の真っ最中には血が流れることもあります。したがって、短時間で血が止まらなくてはいけません。休憩して止血剤を打つような余裕などありません。適応能力として必然的に血がすぐ止まるような身体になる必要があるわけです。

このように、さまざまな条件に身体を適応させて生き残っていった人類は、その適応結果として、闘争のような非常事態に遭遇《そうぐう》したとき、血が固まるような生理作用を獲得していったです。

このように、有史以前から、自然界の生物の一員である人間は、この地球上のサバイバルを勝ち抜いて、生き抜いてきたからこそ、こうして現在の隆盛を極めているのですが、その大昔から獲得してきた生理作用は、現在にも引き継いできているわけです。

「闘争」にしろ「逃走」にしろ、そういう状況に直面したとき、私たちの全身の神経、血管、筋肉などは、非常事態宣言を受けていちじるしく緊張します。これは強度のストレスを負っている状態なのです。

逆にいえば、ストレスの状態になると、私たちの身体は、必然的に右のような生理状態になるわけです。そして、人間だけがなしえることなのでしょうが、このような非常事態を予測して、あるいは想像することで、日常的に、みずから緊張状態におちいってしまい、みずから進んでこのようなストレス生理状態になってしまうのです。

●凝血という生命防衛ライン

血液というのは、何度もいうようですが、細胞に酸素と栄養を運び、また老廃物を運び出す働きをしています。血液の通り道は、ご存じ血管です。

血管には、動脈と静脈があります。そして身体中に張り巡らされているのが、毛細血管のネットワークです。心臓は、これらのすべての血管を使って、身体中の細胞に血液をポンプのように送り出します。

血液は、身体中の細胞に酸素と栄養を運んだ後、今度は細胞に、老廃物を背負わされ、運び出してきます。そして老廃物を処理する場所にそれらを運び届けた後、やっと元の心臓に戻ってくるわけですね。大変な労働です。

血液を構成しているのは、赤血球、白血球、血小板、血漿《けっしょう》などですね。赤血球は、前に述べたように、身体中に酸素と栄養を運ぶ運搬屋です。非常に重要な存在ですね。白血球は、前述のように、体内に侵入した外敵＝細菌などを攻撃する防衛班です。

そして闘争や逃走の危機に瀕《ひん》したときには、血液が固まってくる必要がありますが、前にも述べたように、ここで血小板が大活躍します。そしてもう一つ、血漿の中の「凝固因子」が活躍することになります。

ケガをして血管がやぶれると、血管が縮んで傷口を小さくし、血小板が傷口に集まって、ドロドロになってくっつきます。傷口にフタをするわけです。さらにこの血小板のフタを、網目状の物質がつつんでフタをします。この網目状の物質が、血漿の中に含まれている一二種類のタンパク質です。これらは凝固因子とよばれますが、第一、第二、第三……というように番号がつけられています。それで、網目状にするときには、すべての因子が働きます。

血を止める因子は、全部で三〇個近くあり、それらが複雑にからみあっているのですが、とくに重要な因子が一二個あるということができるでしょう。

以前、血友病患者への非加熱製剤投与事件のときに、「八製剤」という血液製剤のことが取りざたされました。これは、血液凝固の第八番目の因子、つまり第八因子を多く含んだ製剤のことなのです。

例の事件では、この製剤を濃縮して、そのまま(つまり加熱せずに)血友病の患者さんに注射してしまったのです。そしてこの製剤の中にＨＩＶ(エイズ・ウイルス)が存在していたのです。非加熱製剤という言葉が流行しました。

しかしこれを加熱すると、ウイルスは死滅します。だから、なぜ「加熱製剤」の方へはやくチェンジしなかったのか、加熱するとウイルスが死ぬのは知っていたはずだ、というのが、例のＨＩＶ訴訟です。

因子の異常は人種にもよる

さて、これらの因子のうち、第五の因子も、第八の因子と同じように重要で、これがないと、血液はかたまりません。ところが、この第五因子が、ふつうより多かったり、いつまでもなくならずに存在している場合があり、そうすると血液は、非常にかたまりやすくなります。

もともとこの第五因子は、血液を固める働きをしたあとは、すぐに分解されて機能を失うようになっています。ところが、遺伝子的に、この第五因子に異常のある場合があるのですが、そうすると、これが分解されません。このような人は、血液が非常に固まりやすい人です。

この種の異常をもつ人は、欧米の白色人種(コーカソイド人種)では、七パーセントにも及びますが、しかし日本をふくめた東南アジアの人(モンゴロイド人種)では、驚くことに、一人も見つかっていません。

また、第二の因子が、多くできすぎる異常もあります。このケースは、白色人種では二パーセントで、やはり日本を含めたアジアでは存在しません。

つまり、白色人種の九~一〇パーセントくらいは、アジア人にくらべて、血液がかたまりやすいわけです。これは、もともと「狩猟民族」といわれる欧米人にとっては、非常に好都合な変異だったのではないでしょうか? いいえ、変異ではなく、必要性からそうなったのかもしれません。

狩猟のときは、ケガはつきものですし、部族間をはじめ、数々の闘争の歴史をかけぬけてきた欧米人の遺伝子にして、必然的な結果なのかもしれません。

しかし、血がかたまりやすいという性質は、問題もあります。前に述べたように、心筋梗塞や脳梗塞などの血管性の障害です。

●欧米人に特徴的な血管の病気

ふつうは、血液は身体の中では、かたまりにくいようになっています。それは、血液が非常になめらかな血管の袋に入っているからです。ところが、動脈硬化になる血管では、このなめらかさが失われ、血液がかたまりやすくなっています。

たとえば、ひどく興奮すると、血管が収縮しますが、これは血液がかたまるには絶好の条件です。前に述べたように、血小板はこの異常事態において、血管壁でかたまりはじめます。これが心臓の血管（冠動脈）で起これば心筋梗塞になりますし、脳の血管で起これば脳梗塞になります。

一般に、欧米社会においては、日本の七倍くらい心筋梗塞が多いようです。また、足の血管に血栓《けっせん》ができて、この血栓が上昇して肺の血管をふさいでしまう病気（肺梗塞）も、欧米人の方が日本人の数倍多いのです。

いずれにしても、血がかたまりやすいと、このような病気を起こしやすいのです。そして、日本人は、欧米人にくらべて「血栓症」が少ないと述べましたが、じつは日本から、ハワイや米国に移住した人の間にはふえているのです。

この原因は、欧米の高カロリーの食事にあるといわれてきました。しかし、移住したあとも日本食を食べているという人にも、やはり心筋梗塞が欧米人並みに多いのです。

たとえば、カリフォルニアに移民した日本人の心筋梗塞が、欧米人並みに多いというので、ある調査が行われました。血圧、コレステロール値、喫煙をする・しない、和食か洋食か……などのデータを集めましたが、カルフォルニアに移住した人たちが、食べ過ぎや栄養過多、喫煙などが原因で心筋梗塞が多いのではないという調査報告がありました。

ところが、この人たちの人間関係を調べてみると、心筋梗塞の発症率に違いが出てきたのです。かかりつけの医師や歯科医、弁護士、公認会計士、職場の仲間、近隣の人たちが、日系人である場合は、それが欧米人である場合よりも、心筋梗塞になる率が少なかったのです。

つまり、移住先の心理的ストレスが、このデータに大きく関与していることが、だんだん明らかになってきたのです。

私はアメリカに九年間住んでいました。一時はアメリカ人になってしまおうと考えたこともありました。しかし浜松医科大ができたとき、日本へ帰ることになりました。結果的に、これがよかったのだと思います。

このような理由で、私は、英語には相当自信がありました。しかしそれでも、白人と交渉するときは緊張します。いつも「日本人は仲間はずれだ」と思われやしないかと気をつかいました。医師という仕事は、比較的尊敬されるので、一般には丁寧《ていねい》に扱われるのですが、しかしそれでも、白人の集まりにおいては、なぜか自然にふつうのつきあいをしてもらえないのです。

これは、白人が日本人を差別しているからだというつもりはありません。ただ、どうしても同じ肌の色で同じ習慣をもち、同じ言語を話す人たちと一緒にいる方がシックリくるのは致し方がありません。

●高田式呼吸法

これまで述べてきましたように、緊張するということは、交感神経が働くということですから、血圧もあがりますし、血糖値も高くなり、血管も収縮するということになります。

このとき、心臓が激しく働きます。そうして、冠動脈を通る血液の量が、心臓の必要量に追いつかなくなってしまうと、心臓の筋肉は傷害されてしまうことになります。これが狭心症とか、心筋梗塞とかいわれるものです。

このような緊張の連続のときは、これを和らげるために、副交感神経を活性化する必要があります。そしてそのためには、正しい呼吸を行いましょう。

その一つ目が、基本的呼吸法です。非常にゆっくり息を吸って、ゆっくり息を吐き出します。ふつうは、畳のようなところに正座して、姿勢を正して行うとよいのですが、イスに座ってやってもいいでしょう。

この、姿勢を正してのゆっくり呼吸は、三十分ほど行うとよいでしょう。ただ、時間がない場合は、息を吐くときに身体を前に倒し、息を吸うときに身体をゆっくり立てるとよいでしょう。

この間、テレビで紹介したヨガの呼吸法をここでも紹介しましょう。まず、畳にあぐらをかいて坐るにしろ、イスにふつうに座るにしろ、両ヒザの中間に位置するところで両手を合わせます。そしてゆっくりと息を吐きながら、この合わせている両手に頭を近づけます。身体を前にゆっくりと倒すのです。

息をすっかり吐ききったら、今度は身体をゆっくりもち上げていきます。この時に、息を吸いながら、ゆっくり両腕を開いていくのです。

完全に息を吸いきったら、今度はまた同じように、息を吐いていきます。両手も同じように合わせていきます。

畳に坐る場合は、両足のウラを合わせます。両手で両の足首をつかみ、自分の方へグッと引き寄せます。そして両手を自分の足の上近くに置きます。そしてこの両手に向かって、息を吐きながら、次第に頭を下げて行くのです。

このとき、非常に大事なのが、動作に「念を添える」ということです。たとえば、息を吐くときには、

「わが全身の汚れが、いま、流れ出る、流れ出る……」

と念じながら、息を吐きます。一方、息を吸うときは、

「宇宙の霊気、わがうちに、流れ入る、流れ入る……」

と念じながら、息を吸うのです。

呼吸法でもっとも大事なことは、この「念を添える」ことだと私は思います。

さて、もう一つご紹介したい呼吸法は、「片鼻呼吸法」という呼吸法です。これについて

呼吸法①

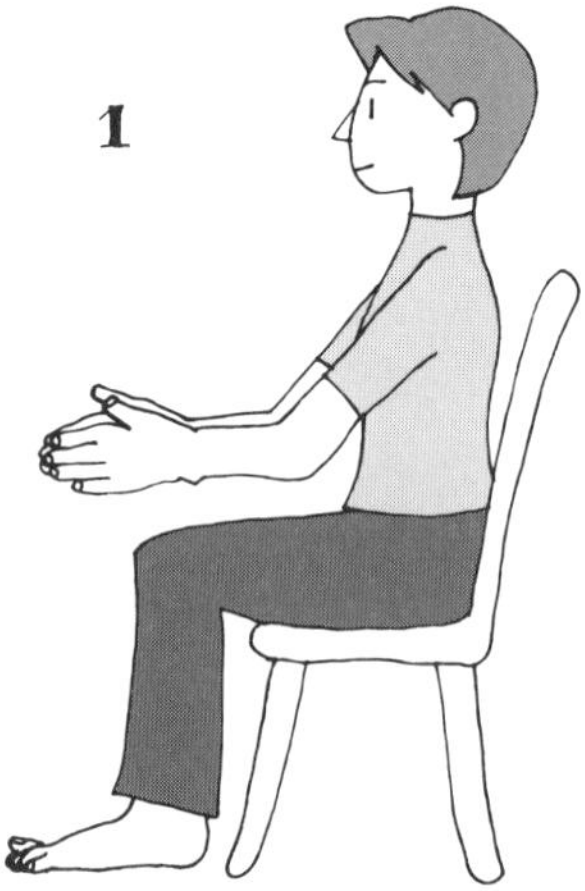

両手を前に合わせる。
これに向かってゆっくり息を吐きながら、
体をまげる

体をまげる

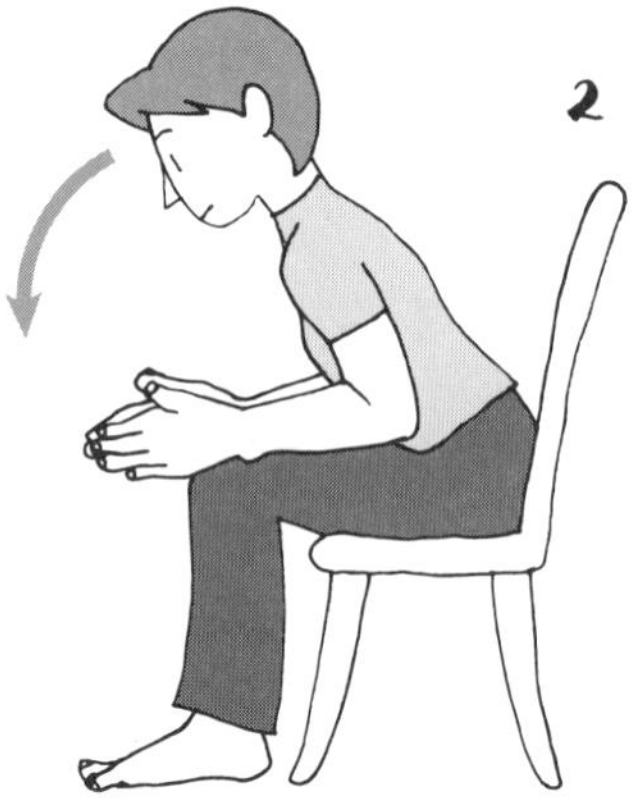

まげながら
「体の中の汚いもの流れ出る」
と念ずる

3

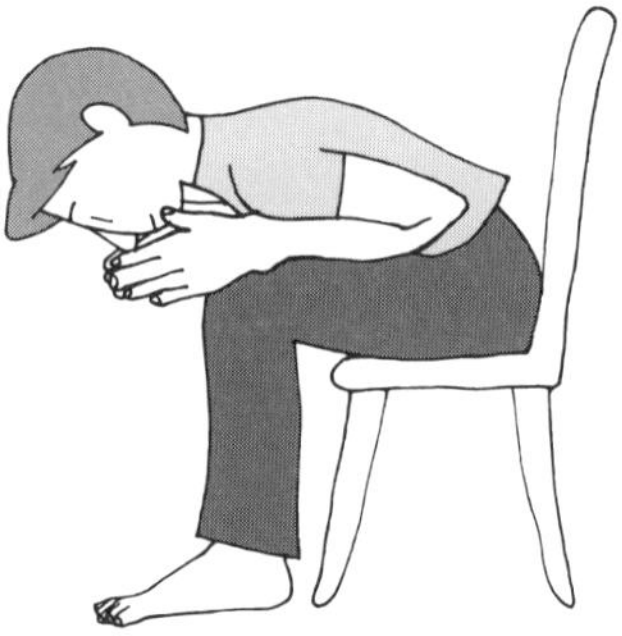

できるだけまげた状態で
息を吐き尽くす

体をあげる

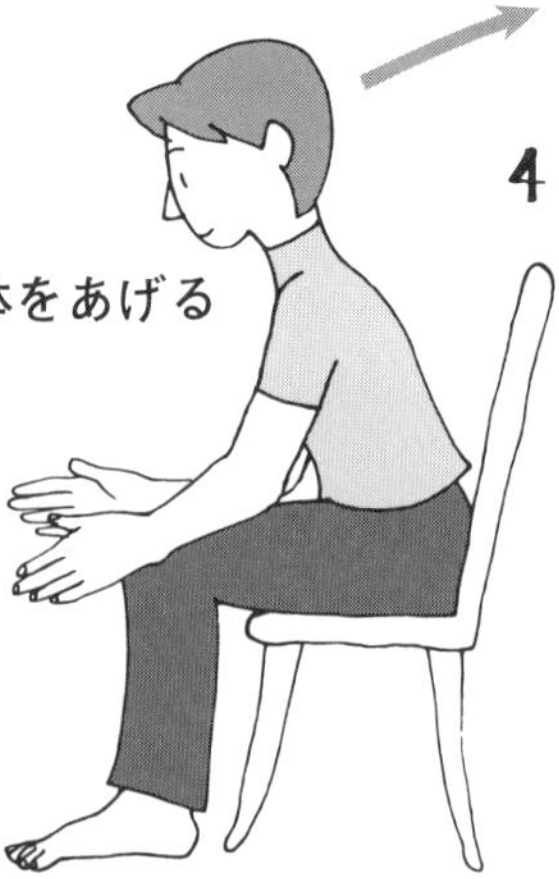

ゆっくり体をおこしながら、息を吸う。
この時に「宇宙の霊気流れ入る」
と念じながら息を吸う
この時に呼吸法②にあるように、
吸いきったら両手を広げる。そして1に戻る

呼吸法② 畳などに座る場合

両足の裏を前で合わせる。
このために下肢を自分になるべくひきつけて座る。
両手を前で合わせ、できるだけ床の近くにおく

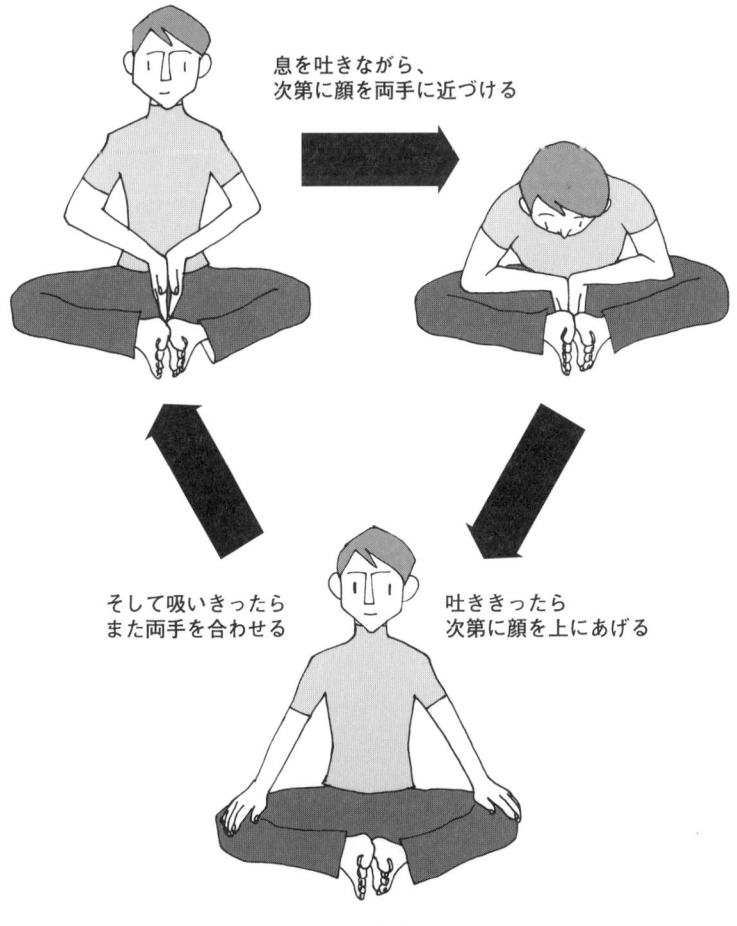

息を吐きながら、
次第に顔を両手に近づける
吐ききったら
次第に顔を上にあげる
両手を広げて
ヒザの上に置く
そして吸いきったら
また両手を合わせる

は、私の前著『中高年のためのお茶の間健康法』（日本教文社刊）で紹介してあるので、そちらを読んでいただきたいと思います。

Chapter.7

喜ぶ心と運動が、健康をもたらす

●運動と幸福感

運動不足は、万病のもとです。人間は、動物の一員です。動いてナンボのものです。動物の本義である「動くこと」を怠《おこた》るとき、身体は変調をきたしてくるのです。

なぜ人類は、かくもスポーツが好きなのでしょうか？　競技本能や闘争本能があるからでしょうか？　もちろんそういう理由もあるでしょう。しかし、単純に「運動をしたいから」だというのも大きな理由の一つだと思います。

「スポーツは趣味です」

といいますね。趣味というのは、日常生活にあって、うまく「心の安定」をつくりだすためにありますが、同時に、趣味としてスポーツを定期的に行うことで、身体の生理が求める「運動欲求」を満足させるためだともいえます。

運動療法などがあるように、運動は身体の荒療治をしてくれます。リハビリなどは、たしかに辛いでしょう。しかしこの訓練を努力して行うことで、脳内の神経線維にいろいろな変化が生じ、その結果、動かなくなったところを、少しずつ動かせるようになっていくのです。

運動をしたあとの「爽快感」は、誰しも経験があることだと思います。「爽快感」というよりも、「幸福感」と私はとらえています。「ノイローゼは運動すれば治る」といわれるように、ひとり個室で悩んでいるよりも、部屋から外にでて、からだを思い切り動かしてみることで、その悩みの質が変わってきて、悩みの解決へと進むものです。

スポーツマンは、毎日身体を動かしていないと気持ちが悪いといいますね。とくにプロ・スポーツ選手は、一日でも練習を欠かすことを嫌がります。身体の状態と能力を、ある一定のレベルに保っておくには、練習を欠かすわけにはいかないのです。

さて、運動というのは、大脳の前頭葉の後ろの方にある「運動野」の支配を受けています。そして感覚のうち、触覚・痛覚などは、そのすぐ後ろの頭頂葉の「体性感覚野」の支配をうけています。

このようなわけで、身体を動かすと、この運動野に近い体性感覚野に、感覚の刺激が入りますから、脳は刺激されることになります。その結果、脳の血流が多くなり、脳に酸素や栄養がたくさん送られるようになります。

さらに、運動をすると、脳幹の縫線核から小脳に神経が送られ、小脳からも縫線核に神経が送られるのです。この「神経のつながり」が、じつは「幸福感」にとって重要なのです。

●「喜び神経」の形成

思い出して下さい。子どもを抱き上げ、そのままぐるぐると回転させると、子どもは「キャッキャッ」といって大喜びしますね。子どもは、本能的に「動かされる」のが好きなのです。じつはこの時、小脳と「縫線核」の神経のつながりが形成されるのです。そしてこれの形成が阻害されると、子どもは喜びを感ずることが少なくなるのです。

これは「性格が変わる」という意味にもとらえられます。どういうことでしょうか。それは、喜びを感じにくくなった人は、必然的に暗い性格、将来に不安をもつ性格になるということです。

愛する子どもをこのような暗い性格にしないためには、よく遊んであげる必要があるのです。抱っこしたり、おんぶしてゆすったり、抱き上げたり、ぐるぐる回したり……いろいろあるでしょう。

ところで、動かされる・ゆすられる・さわられる・なでられる……というようなことは、子どもでなくとも、大人も本能的に好きなことです。マッサージや指圧、整体、エステなどは、とても人気があります。気持ちがいいものです。温泉などもそうですね。

「ああ、極楽、極楽」

などといいたくもなります。体感刺激は気持ちがいいものです。

話はもとに戻りますが、運動と幸福感はこのような関係にあるのです。

ところで、「ランナーズ・ハイ」という言葉があります。ランニングを長時間していて、とても苦しいのだけれども、途中であきらめないで、必死でそして無心で走っていると、ある精神的なレベルを越えたところで、それまでの苦痛が一気に感ぜられなくなり、むしろ快感を感じながら走っている自分を、自分で知覚することがあります。

これは、そのような極限状態に陥ったときに、快感を感ずる脳内物質がでて、そのような苦境を脱出させようとしているのです。自分自身のセキュリティーシステムが作動して

運動量と幸福度（1988年）

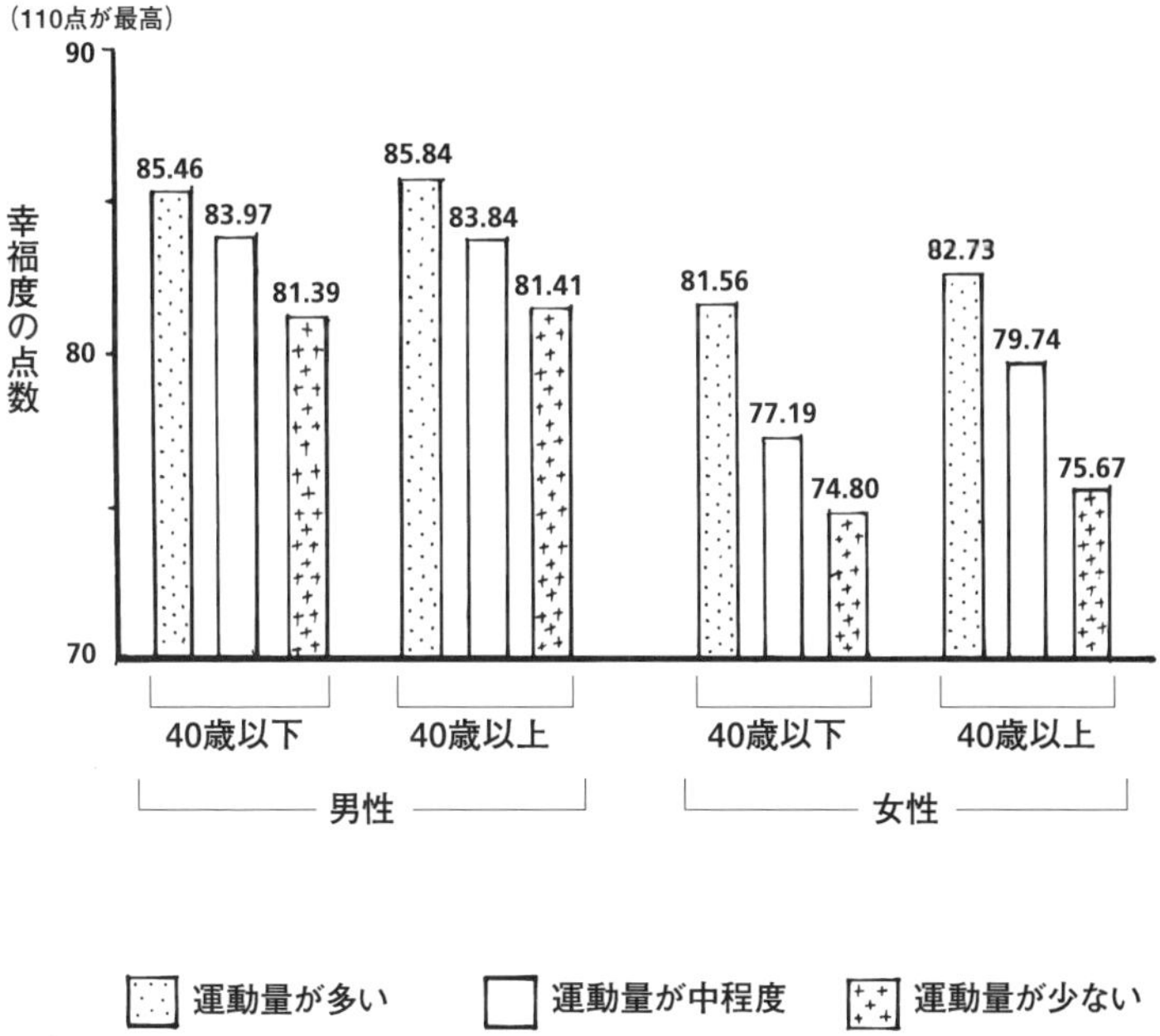

運動は脳を活性化し、幸福度をます

いるのです。

●「言葉の力」こそ魔法の力

アメリカから日本に帰ってきたばかりの頃、私は非常に苦しい時期を過ごしていました。日米の文化事情の違いから、いろいろな板ばさみになったりして、悩むことが多くなりました。

たとえば、研究費というのは、文部科学省の科研費《かけんひ》をもらわないと、やっていけません。そこで毎年十月頃に申請書をだします。この申請書には、自分たちのこれまでの仕事や今後の計画を書いてだします。

この申請書は、自分の所属する学会で、投票をして決めた審査員によって審査されます。そしてその結果、科研費を与えるかどうかを決めるのです。学会の評議員による投票で、審査員が決まるのですから、その学会に多くの優秀な研究者を送っている大きな大学の出身者がその候補者となって、選ばれる可能性が非常に高いということができます。

また学閥があって、そのような大学の卒業生は、横の連絡も強く、ちょっとしたウワサでも、すぐに仲間に広がります。もしたとえば、学会の運営方法などについて、私がその学会の偉い先生方に抗議したとします。すると、そのような情報は、すぐに学会のおもだった人に伝わります。その結果、「あいつを絶対にゆるすな」というようなことになりかねません。

実際このようなことが、どれほど科研費の決定に影響を与えているかはわかりませんが、ある時期の私は、自分に自信がなく、心配ばかりしていたので、なんでも悪い方に悪い方に考えていました。

学会の誰かとすれ違ったのに、その人が挨拶をしなかったら、

「もしかしたら、あの人の大学のボスが、ボクのことを嫌っていて、ボクとつき合うなと言っているのかもしれない」

というふうに、悪い方に考えてしまいます。こうなると、

「もしかしたら、今年は科研費がこないかもしれない」

というふうに、心配が頭の中で膨大に膨れ上がります。こうなると、

「研究費がこなくなると、あの仕事をしたいと思っていたのに、できなくなる。あの仕事ができないとなると、あの製薬会社と約束した仕事もできなくなり、いろんな意味で義理を欠くことになる。するともうあの製薬会社は、ボクを研究会のメンバーにはしなくなる

だろうなあ」

というぐあいに、どんどん妄想が広がっていきます。

では、どのようにして、私はこのような精神的な苦境から脱することができたのでしょうか？　それは自分の心に明るい自信を与えるような言葉を、自分に向けて呼びかけたのです。何か不安になるときは、いつも、

「だいじょうぶ。すべてうまくゆく、すべてうまくゆく」

と、口ずさみました。そして、

「困ったことは、起こらない。困ったことは、起こらない」

と、口ずさみました。すると、次第にこのような妄想が、頭の中から消えて行くのでした。聖書には「言葉は神である」と書いてあります。言葉には、スピリチュアルな力があるといわれます。聖書のある言葉を唱えると、昔からその言葉を唱えてきた人びとの心の力と共鳴して、力が倍増するともいわれます。

言葉は、宇宙にただようスピリチュアルな力と共鳴し、あなたの心に届き、あなたの心を刺激し、あなたの心を変えていきます。あなたの心にフィットする、あなたの気に入った言葉をチョイスしてください。

●心も現象も無い

こういうことを言うと、反論されるかもしれませんが、心は、本来「無」です。どのようにでもなるのです。もし、自分の心を明るくし、だれにでも親しみやすい人になろうと思うなら、まずあなたは、心の中の暗い思いを吹き飛ばす必要があります。

それには、今から、暗い言葉を口にしないようにして、明るい言葉を口にするようにする必要があります。

聖書は、「神は汝の心の中にある」と教えています。これが本当の心なのかもしれません。しかし、日常の私たちは、妄想や錯覚によって、この本当の心の発露がゆがめられているのではないでしょうか？

しかし、このような妄想や錯覚の心は、そしてそういう錯覚や妄想を与える身の回りのさまざまな出来事は、本来「無い」のです。これはどう考えたらよいのでしょうか？

仏教は、私たちの世界は、三つの法則で支配されていると教えています。

一つ目の法則は、「すべてのものは、絶え間なく移り変わり、同じものは何一つ存在しない」という法則です。これは成住壊空（じょうじゅうえくう）といいます。ものごとは、必ず原因があって起こり、その状態で変化して、そしてやがて終わりを迎え、空に帰するという法則です。そしてまたこの成住壊空によって、別のものごとが生まれ、変化していき、また空に帰するのです。

生命現象も物質の現象も、絶え間なく移り変わり、何ひとつとして、同じ状態であり続けることはできないのです。

二つ目の法則は、「すべてのものは、因果《いんが》の法則によって支配されている」という法則です。因果というのは、何でしょう？　ものごとには、原因があります。そしてそれに、環境の因子、つまり「縁《えん》」が働いて、何らかの結果が生まれるのです。

しかしこれは宿命論ではありません。たとえば、稲は、その種子（籾《もみ》）が直接の原因ですが、これに太陽の光、雨、肥料などの「縁」が加わると、その籾は発芽し、育っていって苗になります。そして秋になると、稲となって実ります。

やがて冬が来ると、稲は枯れ、その種子は地面に落ちます。もし、縁にめぐまれれば、籾はふたたび発芽します。もし縁にめぐまれなければ、土の中に埋まったままで、もしかしたら、分解して大地の要素に還《かえ》るかもしれません。

これについて、『無門関《むもんかん》』におもしろい話がのっています。

●因果不昧《いんがふまい》――法則は平等に働く

あの有名な百丈和尚《ひゃくじょうおしょう》が説法をしていると、いつも後ろの方で黙って聞いている老人がいました。その人は、和尚の説法が終わるといつも、黙って帰って行くのでした。ところがあるとき、和尚の説法が終わって、みんな帰ってしまったのに、この老人だけがひとり残っているのです。そこで百丈和尚は、

「あなたはいったい何者ですか？」

と尋ねました。するとこの老人は、

「私は人間ではありません。昔、釈尊がおられたころ、私はこの山に住んでいました。あるとき、修行者が、私に尋ねました。

『非常に修行をつんで悟りを開いた者は、因果の法則に従わないのでしょうか？』

つねに立派な行いをして、心を清らかにしていて、仏心《ぶっしん》を会得《えとく》している人は、あまりに偉大なので、因果の法則にとらわれることなく、自由に生きられるのではないだろうかと、私は考えていましたので、

『そのような偉大な人には、因果の法則はあてはまらないのだ』

と応えました。しかしその結果、私は五〇〇回生まれ変わったのですが、今キツネとしてこの世に現れています。百丈和尚、あなたはすぐれた禅者だと聞いています。どうかぜひ、このキツネの身から、自分を脱却させてくださいませんか？」

と応えました。すると、百丈和尚は、

「では、もう一度、わたしに質問をしなさい」

といいました。そこでこの老人は、

「非常に修行をした人は、因果の法則に従わなくてもよいのでしょうか？」

と問いました。百丈和尚は言下に、

「因果不昧！」

と応えたのです。その意味は、ひと言でいえば「因果はくらまさず」で、つまり、因果の法則は、どんな人にもあてはまり、修行が際《きわ》だって、立派な悟りを開いたからといって、この法則からのがれることはできない、ということです。

この言葉を聞いて、その老人は、ただちに正しい悟りを開いたといいます。このように、因果の法則は、自然界の法則と同じように、どのような人にとっても平等に働きます。貸し借りなく、負債は精算しなければならない世界です。誰でもこの摂理にのっとって生まれ、育ち、生活し、老いて死んで行きます。例外はないですね。

一万円借金がある人は、一万円返済しなければなりません。千円ではすみません。そうしないと、この世界は成り立ちません。「千円でいいよ」と誰かが言っても、残りの九千円の負担が、だれかにかかってきます。

●本当の心

さて、三つの法則の、いよいよ第三番目の法則について話します。そしてこの教えこそが、釈尊の最大の教えであると思います。それは、宇宙は、永遠に清らかで、生まれることもなければ死ぬこともない「仏心」という心から成っているという教えです。

この「仏心」のことを、真という人もいますし、虚空《こくう》という人もいますし、無と呼ぶ人もいます。実相という人もいます。真理という人もいます。もちろん「神」という人もいます。いずれにしても、私たちの心も身体も、この永遠なる仏心が表しだしているものなのです。これが釈尊の最大の教えだと思います。

しかし、このことを悟るまでは、釈尊も悩んだといいます。

宇宙のすべてのことは、それが生起するには、生起する条件(因縁)がそろってはじめて生起するのであり、それが続いていくには、続いていく条件がそろってはじめて続くのであり、また変化したり、滅びたりするのは、やはりそうなる条件がそろって、はじめてそうなるのです。これが因果の法則です。

釈尊はこのように、このすべての出来事は、因果の法則で起こるのであり、特別な造物主や神が支配しているのではないと考えました。しかしそのようなことが解っても、人間の死に対する恐怖は消えませんし、人生には悩みが多いですし、欲望にはキリがありません。どうしたらよいのか、という疑問が生まれます。

釈尊は、この深い問いにずっと悩みました。長い間、瞑想もしました。そしてあるとき、こう悟られました。

「私たちが、いつも考えたり、思い出したり、悩んだりしている意識には、実体がないのだ。その奥に、つまり意識の尽きたところに、永遠に変わらない、はじめも終わりもない、常に清らかで、静かな喜びに満ちた心、仏心があるのだ」

と気づかれたのです。もちろん、私たちが生きている限り、本能の支配を受けないわけにはいきません。いくら意識が夢みたいなものだといっても、その意識にもとづいて社会ができている限り、それに従う必要があります。

しかし私たちの意識の奥は、永遠に変わらない、清らかな心が光輝いているのです。その光は、いつも私たちの身体や意識を静かに照らしているのです。だから、安心していいのです。私たちは、すでに救われていたのです。

このように、私たちの中には「仏心」があります。この心の声を聴くことが、信仰なのではないでしょうか？　そのために、坐禅や瞑想をするのではないのでしょうか。

だから、卑下することはありません。自信をもって、明るい前向きな言葉を、自分にかけてあげましょう。人間は、すばらしいのです。

あとがき

私は坐禅が好きです。心境は進歩していないのですが、楽しんでやっています。坐禅の功徳《くどく》は計り知れない、と私は思っています。その功徳は、生活を一変させるほどです。

じつは私は毎日、自宅で朝・夜、みずからの意志と信念で坐禅をしています。この毎日の坐禅のおかげで、自分でいうのも何ですが、昔に比べたら、自分なりにいろいろな面で、精神的に向上できたと思っています。

心を落ち着け、自分を静かに眺めることができたおかげで、ネガティブな自分から、ポジティブな自分へと変わることができました。自分でも、気持ちも行動も、ずいぶん積極的になったと思います。

人間というのは、いろいろな修養をしますが、なかなか性分は変わりませんね。でも坐禅をつづけていれば、そのような性分である自分を、一歩離れて客観視できるので、心を一変させる知恵が授かれるのではないでしょうか。

ここで私は、坐禅のススメをするわけではありませんが、このような精神的な修養というものも、私たちの健康を考える上で、非常に重要ではないかと考えています。つまり、心の平安や平静、明るい心や喜ぶ心を、みずからつくりだせる人が、健康を獲得できる人ではないかと思うからです。

いくらいい薬を投与しても、暗い悲しみに満ちた心持ちで、しょげ返り、何をする気も起こらず、生気も失って、ネガティブな毎日を過ごしていたら、せっかく効く薬でさえも、効かなくなってしまいます。

さて、二十世紀において、心の働きが、私たちの肉体に深く関わっていることを研究してきたのは、心理学であり精神分析学でした。しかし近年、脳生理学をはじめ、さまざまな生命科学の発展が、心と身体の深い相関関係を、科学的な側面からさらに明らかにしはじめました。

喜んだり、夢中になって楽しんだりすることが、「健康にいい」といわれると、なんとなく解ったような、解らないような気分になるものです。しかしそれは「精神論」だといって片づけられました。ひと昔前までなら、そんなことは「迷信」だといって片づけられたものです。

「気持ちで病気が治るんだったら、医者はいらねえ」

といわれたものです。しかし、本当に「喜ぶ」ことは、脳を刺激して、幹細胞がめきめき成長して、脳細胞もふえていくのです。楽しい趣味やスポーツや、さわったり、なでたりすることも、幹細胞を活性化させるのです。ただし、苦しんでやるのは何ごともいけません。幹細胞自身も喜ばないのです。

明るいポジティブな言葉で自分を元気づければ、ストレスは軽減され、病気の因子は撃退され、好虫球やマクロファージ、キラーT細胞などの免疫システムも、のびのびと働きだします。

人間は、心と言葉で、自分の肉体と環境を変えて生きることができる、地球上で唯一の生き物なのです。だから、健康になりたいと思うならば、私たちは、心と身体のメカニズムを、もっとよく知らなければなりません。

このように本書では、明るい心、とくに「喜ぶ」ということが、いかに脳や血液を活性化させ、全身を元気に、健康にしてくれるかということを、繰り返し述べてきました。ときに、ややしつこいぐらいに、そのポイントとなる部分は繰り返してきました。

今こそ、心がいかに身体に影響を与えるかということを、私たちは認識すべきです。そして希望をもって、明るい未来を築いていかなくてはならないのです。暗いことばかりを日々思い描いて、暗い運命を日々つくり出していてはいけないのです。

ＥＳ細胞や遺伝子操作の技術は、人類の未来をどのように変えていくのでしょうか？　先般はじまった戦争は、人類の争いの新たな歴史をつくりだしはしないでしょうか？　暗い悲観的な将来ばかり予想されがちな昨今だからこそ、一人ひとりに、真の人間賛歌を伝えていく必要があると思います。

平成十三年十一月吉日

高田明和

病気《びょうき》にならない血液《けつえき》と脳《のう》をつくる

人《ひと》のからだは心《こころ》が喜《よろこ》んだ分《ぶん》だけ元気《げんき》になる

初版発行――平成十三年十一月二十日
五版発行――平成十五年五月二十五日

著者――高田《たかだ》明和《あきかず》

発行者――岸　重人
発行所――株式会社　日本教文社
東京都港区赤坂九―六―四四　〒一〇七―八六七四
電話　〇三（三四〇一）九一一一（代表）
〇三（三四〇一）九一一四（編集）
FAX　〇三（三四〇一）九一一八（編集）
〇三（三四〇一）九一三九（営業）
振替＝〇〇一四〇―四―五五五一九
印刷・製本――東洋経済印刷
装幀――清水良洋
装画・図版――佐の佳子
●日本教文社のホームページ　http://www.kyobunsha.co.jp/

ISBN4-531-06364-3　Printed in Japan